QUESTIONS DE POIDS : MES RÉPONSES, MA MÉTHODE

Dr Arnaud Cocaul

QUESTIONS DE POIDS : MES RÉPONSES, MA MÉTHODE

•MARABOUT•

Sommaire

Troisième partie

La prise en charge

Quatrième partie

La prévention

Introduction

En 2006, un Européen sur cinq affirmait avoir suivi un régime amaigrissant au cours de la dernière année ou avoir au moins modifié son alimentation. Cela représente 26 % de femmes contre 15 % chez les hommes, sachant que les retraités sont les plus grands adeptes des régimes. Par ailleurs, la volonté de maigrir semble uniforme dans tous les milieux sociaux même si l'intérêt porté à la minceur croît avec le niveau social.

Quel qu'il soit, le candidat à l'amaigrissement doit comprendre et entendre que maigrir est un processus contre nature et que notre organisme se défendra contre toute perte de poids indue. Maigrir n'a jamais servi le genre humain. La survie de l'espèce humaine ne s'est faite que par des sélections successives, entre autres une sélection au niveau du poids. Le terrain du surpoids et de l'obésité a été préparé par nos ancêtres.

Actuellement, plus de 50 à 66 % de la population mondiale est touchée par le surpoids et l'obésité [1]. Plus

1. Article paru dans *Circulation*, octobre 2007.

de 20 millions d'enfants européens seront obèses en 2008. Tous les indicateurs montrent une dégradation : plus de 150 millions d'Européens de plus de 18 ans seront considérés comme en surpoids ou obèses en 2010. Cette succession de chiffres peut faire frémir, mais il ne faut pas se voiler la face : le monde de demain sera majoritairement gros. Nous sommes entrés dans une période de transition nutritionnelle et nous préparons l'homme de demain qui, pour s'adapter à son nouvel environnement, prendra inéluctablement du poids jusqu'à ce que ses gênes s'adaptent. Et cela demandera du temps.

Face à ce problème de société grandissant, beaucoup de médecins pratiquent des régimes restrictifs, dissociés, et n'étayent pas leur propos sur la base d'études scientifiques validées. Cela explique les limites de ces régimes mais aussi le fait qu'ils aboutissent à des échecs. À notre époque, le patient cherche une expertise et non des propos pontifiants. Il nous semble donc essentiel d'œuvrer pour une médecine axée sur la prévention et basée sur des preuves (ce que les Anglo-Saxons appellent l'*evidence based medicine*) : il est plus facile au médecin de convaincre le patient en argumentant ses dires. C'est pourquoi les propos engagés ici sont validés par des études scientifiques publiées dans des revues sérieuses et citées en appendice. Cet ouvrage se veut un livre d'expertise qui fait le point sur les données actuelles. Des certitudes s'en dégagent parfois, mais des parts d'ombre subsistent car nul ne peut tout savoir et la nutrition est une science balbutiante. Nous tentons de ne pas céder à des phénomènes de mode qui ne feraient qu'amplifier le désarroi du consommateur.

En cherchant à positiver et non à enfoncer le lecteur, ce livre entend sceller une alliance entre le médecin et vous. Cela peut paraître présomptueux, mais nous croyons que rien ne peut se faire sans une collaboration, sans établir un lien. En outre, nous cherchons ici à réconcilier tout un chacun avec l'alimentation en rappelant qu'il n'existe pas d'aliments interdits à la manière de la figue qui était le fruit défendu dans la Bible (et non la pomme comme on le pense souvent à tort).

Il ne s'agit pas de tirer des plans sur la comète en promettant ce qui ne peut pas être tenu. Faire maigrir quelqu'un, n'importe quel charlatan peut le faire. Le problème est de s'inscrire dans la durée, d'éviter de reprendre du poids et de stabiliser si possible avant de parler de perte de poids. En voyant un patient en train de prendre du poids, notre urgence et notre devoir médical sont d'entreprendre ce qu'il faut pour l'empêcher de continuer à prendre du poids.

Ce livre prétend délivrer notre méthode pour prendre en charge la gestion de la prise de poids. Pour cela, nous évoquerons la problématique actuelle et future de ce problème majeur de santé publique que représentent le surpoids et l'obésité, avant de nous attarder sur les raisons de ce phénomène mondial. Puis nous reviendrons sur le fonctionnement de la cellule adipeuse afin de bien comprendre l'intérêt d'une prise en charge personnalisée par opposition aux amaigrisseurs et à la demande magique à laquelle sont confrontés bon nombre d'entre nous. Sans oublier, bien sûr, nos conseils en matière de prévention.

Première partie
Le surpoids en question

L'explosion pandémique de l'obésité en ce début de XXIe siècle rend compte de la première maladie sociétale internationale. Si le poids augmente à ce point, c'est parce que le monde a radicalement changé au cours des cinquante dernières années et que l'homme n'a pas eu le temps de s'adapter aux nouvelles donnes. Que la société évolue très vite, trop vite, que cela soit bien ou non n'est pas notre propos, le fait est que la bascule entre la famine et l'excès de poids a eu lieu en 2006. Désormais, il y a plus de 1,2 milliard de gens en surpoids, alors que 800 000 millions de gens n'ont pas assez à manger. Il n'est plus rare que dans un même pays se côtoient des gens en surpoids et des gens sous-alimentés. Rappelons pour mémoire qu'en 2007 un enfant de moins de 10 ans mourait des conséquences de la malnutrition toutes les 7 secondes !

Comment en sommes-nous arrivés là ? La réponse est à trouver dans l'indéniable continuité entre l'homme d'hier et l'homme d'aujourd'hui qui prépare l'homme de demain. « L'homme est une corde tendue entre la bête et le surhumain... La grandeur de l'homme, c'est qu'il est un pont et non un terme ; ce qu'on peut aimer chez l'homme, c'est qu'il est transition... », écrivait Friedrich Nietzsche dans *Ainsi parlait Zarathoustra*.

Comprendre le passé pour mieux appréhender le présent

L'alimentation a façonné le génome humain

Quand on regarde l'évolution humaine, on note l'importance essentielle de certains choix alimentaires dans la compréhension des mouvements de migration ou de sédentarisation de nos ancêtres, dans l'utilisation optimisée du cerveau au fil du temps et dans le passage de la position quadrupède à la bipédie.

Au Paléolithique, les hommes se nourrissaient d'animaux sauvages et de plantes au prix d'un effort physique exténuant. Les hommes du Néolithique inventèrent la culture des céréales farineuses et l'élevage des animaux gras. Les mangeurs de tubercules ont su trouver l'énergie indispensable à la croissance cérébrale (le cerveau consomme énormément de sucre), ce qui les distinguait des singes frugivores et des chasseurs-cueilleurs consommateurs de viande, de moelle osseuse et de fruits.

Pourquoi nos ancêtres se sont-ils mis à dévier du modèle alimentaire préexistant ? Selon leurs dernières hypothèses de travail, les anthropologues pensent que les plantes tubercules ont joué un rôle essentiel comme source alimentaire et dans l'apprentissage des techniques de cuisson sur le feu puisque nos ancêtres ont appris à les cuisiner. On trouve des traces de cuisson dès le Paléolithique supérieur.

Les féculents, qu'il s'agisse de céréales, de tubercules, de racines ou de légumes secs, apportent de l'amidon qui est un sucre d'absorption lente. Les féculents font partie de la révolution du Néolithique. À tort, on pense toujours qu'à ces époques situées il y a dix mille ans, seules ont été cuisinées les céréales comme le blé ou l'orge. Le démarrage de l'odyssée humaine chère à Yves Coppens doit certainement beaucoup à l'arrivée des féculents dans l'alimentation ancestrale. Une étude [1] établit que les populations consommatrices de féculents possèdent une plus grande faculté à dégrader l'amidon grâce à des enzymes salivaires. Cela leur permet d'absorber de l'énergie malgré la coexistence d'infections intestinales parfois d'origine parasitaire.

Or, nous avons progressivement délaissé ces féculents dans notre mode alimentaire moderne, ce qui est une erreur au vu de notre histoire. L'expansion industrielle de la fin du XIXe siècle nous a apporté un surcroît de denrées alimentaires particulièrement énergétiques à travers la charcuterie et les pâtisseries. La teneur en sel a augmenté dans les préparations. On s'est mis à boire davantage d'alcool et la consommation de tabac s'est considérablement amplifiée.

Certains peuples de chasseurs-pêcheurs-cueilleurs comme les Indiens Pimas d'Arizona, les Micronésiens de l'île de Nauru ou les aborigènes d'Australie, qui sont

1. Étude parue dans *Nature Genetics*, 9 septembre 2007.

parvenus très vite à un mode de vie analogue au nôtre, ont payé récemment un tribut très lourd à leur équilibre pondéral. La fameuse bouteille de Coca qui arrivait brutalement dans l'univers des aborigènes du film *Les dieux sont tombés sur la tête* en est une illustration. L'irruption brutale d'un mode de vie occidental précipite des populations à l'alimentation ancestrale dans les pathologies actuelles comme l'obésité ou le diabète.

L'inégalité face au poids

Nous ne pouvons renier notre passé et nos ancêtres. C'est parce que ceux-ci ont dû faire face à un environnement souvent hostile que nous connaissons nos problèmes de poids. On peut déjà dire que la malnutrition africaine d'aujourd'hui fait le lit de l'obésité des Africains de demain (à la condition évidente que leur niveau de vie puisse s'améliorer). Il n'est pas rare d'observer au sein de familles africaines des obèses côtoyer des enfants malnutris. Ainsi, lors d'un stage de médecine tropicale en brousse camerounaise, nous avons été conduit à suivre des enfants malnutris qui étaient amenés par leurs mères souvent obèses. De mauvais choix alimentaires peuvent s'avérer catastrophiques. Des femmes enceintes éprouvant des difficultés à bien s'alimenter pendant une grossesse peuvent accoucher d'enfants de poids normal qui connaîtront à l'âge adulte des problèmes cardiovasculaires et/ou de diabète.

Mais rappelons que nous sommes tous inégaux quand il s'agit de gérer notre poids, que certains sont plus prédisposés que d'autres à élever leur poids au cours de la vie, d'autant plus que l'environnement est favorable. Tout comme certains ont plus de risques de développer d'autres maladies. On parle de risque statistique et non de certitudes. Ainsi, nous devons lutter avec force contre cet inconscient collectif qui veut que, puisque je suis obèse, forcément mon enfant le deviendra. Une sorte de fatalisme emporte certains et ce qui était risque statistique devient devenir irréversible.

Obésité, IMC et tour de taille

De tous temps, il y a eu des obèses, mais l'obésité est un concept moderne généré par notre société, en particulier occidentale. Preuve en est la vulgarisation récente de l'indice de masse corporelle (IMC), notion désormais parfaitement intégrée dans le langage courant des patients en surcharge. Il n'est pas rare que certains l'aient même calculé avant de consulter. Il leur appartient. C'est une partie d'eux. Mais c'est quelque chose qui peut démolir. « Je suis hors norme, donc je ne suis pas comme les autres. »

En intériorisant la norme nutritionnelle, on peut perdre son sens critique. On risque l'asservissement en se disant qu'après tout il est inutile de se battre : « Je n'y arriverai jamais, je suis un incapable, je n'ai pas de volonté. »

Des personnes médicalisent parfois outrageusement l'obésité, ce qui leur permet à la limite de trouver une issue de secours à leur problématique : « Je suis sûr que ce sont les hormones, je suis malade, j'ai entendu à la télévision que l'obésité est une maladie. » D'autres s'abritent derrière la recherche : « Quand est-ce qu'elle sort cette pilule miracle ? »

Deux études cliniques en cours [1] montrent que l'obésité devient un indicateur prédictif signifiant de mortalité seulement après vingt-six ans d'évolution. Il ne faut donc pas hésiter à agir, cela en vaut largement la peine. Le bénéfice santé l'emportera.

Notre société moderne a enfanté des obèses qu'elle ne tolère pas et elle ne se donne pas les moyens suffisants de les prendre en charge.

Il existe une carence évidente des structures de prise en charge de l'obésité infantile en France. Les services hospitaliers sont débordés ainsi que les structures privées. Le délai d'attente pour une hospitalisation au long cours (généralement un an) comprenant la scolarité d'un enfant obèse est estimé à environ deux à trois ans. En cabinet, qu'il s'agisse du privé ou du public, voir un enfant exige du temps et de la patience. Or, les durées moyennes de consultation sont inférieures à quinze minutes, ce qui ne favorise pas l'échange ! Beaucoup de parents se sentent frustrés à juste raison. Ils ont souvent un sentiment d'extrême solitude confrontés au surpoids de leur enfant et ne savent pas comment aborder le problème. Cela conduit à de fréquentes erreurs d'appréciation aboutissant à des interdits alimentaires et à de la culpabilité. Quant à nos collègues de médecine scolaire, ils sont débordés eux aussi. Ils doivent faire face à de vrais bataillons d'enfants et sont souvent contraints de botter en touche dès qu'il s'agit de gérer le poids en excès. Citons également les nombreuses fois où l'enfant devenu grand vous fait part de la fréquente banalisation médicale de son problème. L'enseignement de la nutrition en faculté de médecine est récent, trop récent. Nous sommes en retard dans la prise en charge, très en retard.

---

1. « *Framingham Heart Study* » et « *Manitoba Health* ».

Que de problèmes médicaux pourraient être évités si l'on se donnait plus les moyens d'entreprendre ! Que d'économies seraient ainsi réalisées !

Définir l'obésité

Le poids selon les cultures

Si l'on fait un rapide tour du monde, on se rend compte que le regard porté sur le poids diffère considérablement d'une culture à l'autre. En Mauritanie, il existe des maisons d'engraissement en prévision du mariage et on note même une corporation appelée « les gaveuses » ! Au Japon, les sumos sont considérés comme des dieux vivants et ils acceptent d'autant plus facilement ce statut qu'ils n'en profitent guère, leur espérance de vie dépassant peu les 45 ans. On les engraisse par un régime hypercalorique à décommander absolument car fortement hypercholestérolémiant (avec du jaune d'œuf en particulier) qui favorise une prise de poids localisée plus particulièrement au niveau intraviscéral, ce qui majore le diabète et les maladies cardio-vasculaires.

Enfin, 81 % de cinquante-huit cultures traditionnelles étudiées – parmi lesquelles les États-Unis, Samoa, la Bolivie, le Brésil, la Grande-Bretagne, la Nouvelle-Guinée, le Nigeria et Mexico –, dont nous disposons des données relatives à la perception du poids, assimilent la beauté féminine à une femme bien en chair (*plump* en anglais) et 90 % des sociétés préfèrent les femmes aux larges hanches. Dans un monde où tout est compétition, où tout va très vite, dans les sociétés traditionnelles, les hommes s'orientent vers des femmes qui peuvent mettre au monde de beaux enfants sains, qui seront eux aussi compétitifs. Le meilleur moyen d'avoir de beaux enfants est de porter son choix vers une femme aux formes généreuses, signe d'opulence, de bonne gestation et de bonne lactation. Les auteurs suggèrent en outre que la minceur serait un phénomène d'adaptation à une faible restriction alimentaire chronique et que cela a pu modeler les préférences culturelles[1].

Des critères différents selon les époques

Dans l'Antiquité et surtout dans le monde grec, les femmes étaient très sportives.

Durant l'époque médiévale, nos ancêtres valorisaient l'image de la femme menue, frêle, à la petite poitrine (les matières grasses et les sucres sont bannis de l'alimentation). Les riches de l'époque sont qualifiés par Georges Duby, le célèbre historien, comme des « îlots de goinfrerie ». On se différencie socialement par l'abondance alimentaire et le choix varié. Les paysans mangent essentiellement des céréales (par exemple sous forme de pain) avec des carences vitaminiques inhérentes. On peut dire qu'à cette époque le plaisir alimentaire passait avant tout par le volume. Chez les riches comme chez les pauvres, en temps de fête, la table était l'occasion de faire bombance.

La Renaissance, période florissante, a vu se développer les formes féminines qui ont gagné en rondeurs (comme en témoignent les tableaux de Rubens), avoisinant même nos critères d'obésité actuels. La cuisine se fait alors plus raffinée chez les riches. La maigreur domine chez les pauvres et elle est annonciatrice de

1. P. J. Brown et M. Konner, « An anthropological perspective on obesity », *Ann. N Y Acad. Sci.*, 1987, vol. 499, p. 29-46.

maladie et de mort. La découverte de la diététique date du XVIIIe siècle et s'impose chez les riches.

La libération du corps féminin est venue du monde anglo-saxon. Les féministes de l'époque vouent aux gémonies tous les carcans, tels les corsets, permettant ainsi au corps d'exulter dans un premier temps avant d'être dompté par l'alimentation.

Les premiers signes d'amincissement apparaissent dans les années 1930 avec la femme garçon (et sa fameuse coiffure à la Louise Brooks). Puis les années 1950 remettent au goût du jour la minceur (en parallèle avec la disparition de la gaine) qui s'amplifie avec l'apparition du mannequin androgyne Twiggy dans les années 1960.

Cette recherche de purification, dans un contexte de volonté d'efficacité sociale, prend de l'ampleur au fil des années 1980-1990. On cherche alors à fondre comme on « dégraisse le mammouth » ou comme on dégraisse les effectifs d'une entreprise. On en arrive alors à la « lipophobie », pour reprendre le mot inventé par le sociologue Claude Fischler. Le fitness se développe dès les années 1980 (tout le monde se souvient de l'émission à succès de Véronique et Davina), puis on commence à découvrir la liposuccion et autres techniques de lipolyse. On traque l'adipocyte.

Enfin, dans les années 1990, le doute alimentaire s'impose sur fond de crise alimentaire, de crise économique. On revient vers le manger vrai.

De la norme à l'anormal

Pour la société, il a fallu d'abord se persuader que ce qui était la norme dans le passé (voir les tableaux d'Ingres, de Renoir, Derain, Picasso...) était en fait anormal. Certains sociologues – comme Jean-Pierre Corbeau, Claude Fischler, Jean-Claude Kaufmann ou Jean-Pierre Poulain – ont ainsi établi l'évolution de la perception de la norme pondérale dans notre société.

La personne en surpoids ou obèse doit désormais supporter un contrôle social. Le bon gros rabelaisien, le jouisseur de la vie d'antan est progressivement devenu le malade, celui qu'il ne faut pas être, celui qui mange la part des autres, celui qui déborde, l'ogre des contes anciens. Si manger est un langage, une marque d'appartenance, manger peut devenir une pathologie. Et la pathologie fait peur. On a peur de la maladie, donc on s'écarte de celui qui est malade.

Manger outre mesure peut devenir un choix de vie pour certains, mais la société leur fera payer cette extravagance. Nous sommes entrés dans l'ère de l'hypercontrôle. On doit être capable de se tenir malgré les sollicitations incessantes. Si vous ne vous contrôlez pas assez, vous sortez du champ sociétal. La société sera impitoyable. Les Anciens pouvaient évoquer la fatalité des choses, désormais nous sommes entrés dans la gestion du risque. De nos jours, les médecins travaillent main dans la main avec les statisticiens et évoquent la probabilité de risque de voir se développer un diabète, un cancer, un infarctus, etc. La société moderne tend à nous donner les moyens de prendre des décisions adaptées : malheur à celui qui fait de mauvais choix, y compris au niveau alimentaire. Le mangeur moderne accentue ainsi son anxiété du fait que la pression sociétale augmente. On doit apprendre à se contrôler au niveau de nos ingesta alimentaires. Tout comme, lorsqu'on nous vend des voitures performantes, nous ne devons pas céder à la tentation et apprendre à nous brider en respectant les consignes de limitation de vitesse. Sinon, nous sommes hors la loi.

L'idéal minceur s'est renforcé jusqu'à devenir la norme sociétale. Le bon gros est devenu le profiteur qui ne tient plus ses limites tandis que le mince se contrôle. Le gros est montré du doigt. Puis la médicalisation est apparue, très tardivement et en parallèle avec l'accroissement de l'espérance de vie. La notion qui veut que le surpoids ou l'obésité puisse générer des problèmes de santé est une donnée récente.

La définition de l'OMS

En 1995, l'Organisation mondiale de la santé (OMS) a défini l'obésité comme un excès de masse grasse par rapport à la masse non grasse de l'organisme dans une proportion telle qu'elle rejaillit sur l'état de santé de l'individu. La notion de maladie est introduite. L'obésité est désormais reconnue comme une maladie. Elle entre dans la sphère médicale.

En 1997, l'OMS a commandé un rapport à un groupe d'experts. Ceux-ci ont rendu leur copie avec un titre choc : « Obésité : prévention et gestion de l'épidémie globale » ; « globale » signifiant « mondiale ».

En 2000, un groupe de travail placé sous l'égide de l'OMS a ensuite donné une définition à l'obésité de l'enfant[1]. L'image du bon gros bébé Cadum a vécu !

L'indice de masse corporelle

Pour évaluer l'obésité, on ne peut pas se fier uniquement à l'impression clinique, il convient de posséder des outils

1. Cole et *alii*, *Brit. Med. J.*, 2000, vol. 320, p.1-6.

de calcul. Pour cela, le premier à trouver un moyen d'estimation de l'obésité fut un vétérinaire belge du nom de Quételet, qui travaillait sur des porcs qu'il immergeait dans une baignoire afin d'évaluer leur corpulence. Il mit au point un indice qui porta son nom et, comme souvent en Europe, plus personne ne songea à s'en resservir jusqu'à ce que des assureurs nord-américains le reprennent à leur compte.

Un outil des assureurs nord-américains

L'indice de masse corporelle (IMC ou BMI pour *body mass index*) est un outil des assureurs du pays du dollar. Au lendemain de la Seconde Guerre mondiale, les assureurs nord-américains ont mis en avant un lien fort entre la mortalité et l'élévation du poids. Plus on est gros, plus on risque de mourir prématurément, ce qui n'est pas rentable pour la compagnie d'assurances... sauf si elle augmente la police d'assurance de la personne en surpoids de son vivant.

Toutes les assurances, y compris européennes, se sont mises à copier ce modèle et c'est encore d'actualité : dès que vous sollicitez un prêt bancaire, on vous demande votre poids et votre taille afin d'établir le rapport poids sur taille au carré, c'est-à-dire le fameux indice de masse corporelle (IMC). Le niveau d'IMC obtenu sert à évaluer sur une échelle votre degré de corpulence ainsi qu'à établir votre niveau de risque et, à partir de cela, le taux de majoration de votre police d'assurance. On peut même vous refuser votre emprunt si le risque médical paraît trop élevé. Nous verrons que cet outil est imparfait et qu'un patient peut très bien présenter une masse grasse élevée alors que son poids est tout à fait normal. La banque le considérera comme étant en bonne santé, alors qu'il est probablement en moins bonne santé qu'un individu apparemment plus gros.

Les chiffres de l'indice de masse corporelle

Pour la population occidentale, on estime que l'IMC normal d'un adulte âgé de 18 à 70 ans doit se situer entre 18,5 et 25. En deçà de 18,5, on parle de maigreur. Au-delà de 25 et jusqu'à 30, on estime qu'il y a surcharge pondérale. À partir de 30, l'individu entre dans l'obésité qui est graduée en trois catégories : de 30 à 35, on évoque le degré 1 de l'obésité ; le degré 2 s'étale de 35 à 40 ; au-delà de 40, il n'y a pas de limite et l'on parle d'obésité degré 3, dite « massive » ou « morbide » (c'est-à-dire qu'elle se complique et non qu'elle est mortelle, contrairement à ce que certains croient).

Aux États-Unis, la prévalence de l'obésité a doublé de 1980 à 2004, incorporant 30 % de la population. La France suit avec un décalage de quinze ans l'évolution américaine. Quand on regarde les chiffres actuels de l'obésité française[1], ils rejoignent les données américaines relevées dans les années 1990 par le *National Health and Nutrition Examination Survey* (NHANES).

En France comme ailleurs dans le monde, le taux d'obésité augmente aussi bien chez l'adulte que chez l'enfant. Ce qui nous inquiète au demeurant, ce sont les chiffres des enfants car plus l'obésité apparaît tôt, plus les conséquences à long terme sur la santé s'avéreront inquiétantes. Le rythme de progression de l'obésité infantile en France suit la même tendance qu'aux États-Unis.

Le danger de l'IMC

Le danger de l'indice de masse corporelle est de créer des normes pouvant être mal comprises par l'individu lambda qui risque de se sentir facilement exclu. Tout être

1. Données Obépi 2006.

a envie d'appartenir à une communauté. La communauté de l'indice de masse corporelle idéal – qui a de beaux jours devant elle – risque d'entraîner des dérives expliquant le sentiment de culpabilité prégnant dans notre société dès que l'on est hors norme. L'indice de masse corporelle est un instrument de formatage de personnes qui n'ont pas le même type physique.

Pourquoi donc garder cet indice alors qu'il est si caricatural ?

La réponse est qu'il permet d'établir des comparatifs entre populations dans le cadre d'études statistiques. On peut ainsi comparer des Finlandais à des Français ou des Alsaciens à des Bretons.

La révolution de la prise en compte du tour de taille

Plus que la pesée, ce qui prime pour les médecins est la mesure de la circonférence abdominale qui renseigne sur le degré d'adiposité intraviscérale (voir ci-dessous). Dès les années 1940, à Marseille, le Pr Vague avait suspecté l'importance de cette répartition sans que la communauté scientifique mondiale s'en émeuve. Les études d'observation (généralement faites outre-Atlantique comme d'habitude) ont confirmé le rôle essentiel de la répartition abdominale des graisses quant au risque majoré d'accident cardio-vasculaire.

Si l'on définit l'obésité comme un excès de masse grasse sans tenir compte de la localisation de celle-ci, les risques pour la santé dépendent néanmoins avant tout de la répartition du gras. On peut même avoir une apparente normalité pondérale mise en défaut par un excès de graisse au niveau abdominal, ce qui va changer la donne.

La localisation du tissu adipeux

Le tissu adipeux se localise essentiellement dans trois zones : la région sous-cutanée qui ne présente pas de risque particulier, la région glutéo-fémorale qui correspond à la culotte de cheval et la région viscérale. Cette dernière localisation est à haut risque cardio-vasculaire et métabolique. Plus l'on a de tissu adipeux intraviscéral, c'est-à-dire derrière les muscles abdominaux, plus l'on possède des acides gras libres qui circulent et vont engraisser des organes comme le foie, par exemple.

Nous verrons plus loin que le tissu adipeux est un tissu extrêmement intelligent et qu'il fabrique des hormones en nombre baptisées « adipokines », qui vont interagir avec leur environnement immédiat ou distant. Que les cellules adipeuses ne soient que des réservoirs énergétiques, cela ne serait foncièrement pas grave. Ce sont les hormones fabriquées par les adipocytes et le tissu qui les entoure (composé entre autres de macrophages) qui vont poser problème à l'état de santé.

Pour simplifier à outrance, disons que la culotte de cheval n'a jamais tué quelqu'un (ou plutôt quelqu'une), par contre le petit bedon des hommes de la quarantaine est une bombe à retardement qu'il convient de prendre rapidement au sérieux. Agir au plus vite sur son ventre rebondi, c'est prévenir la dégradation quasi inéluctable de son état de santé.

Les risques médicaux d'un gros ventre

Avoir un gros ventre, c'est s'exposer à l'hypertension artérielle (HTA), à développer un diabète (anciennement appelé « gras »), à baisser son bon cholestérol (HDL-cholestérol) et à augmenter les triglycérides (on appelle cela le syndrome hypertriglycéridémie sur hypoHDLémie).

On risque également d'être atteint plus facilement du syndrome d'apnées du sommeil (responsable de près de 50 % des accidents mortels de la route en Espagne), du syndrome des ovaires polymicrokystiques (SOPMK) chez les femmes (première cause de stérilité), de faire du foie stéatosique (on peut traduire vulgairement par « foie gras », premier stade vers une évolution que les hépatologues ont baptisé la non alcoolique stéato-hépatite ou NASH), de faire des calculs vésiculaires (lithiases vésiculaires). Enfin, le risque de phlébite paraît majoré ainsi que le risque de développer certains cancers.

La mesure du tour de taille

Pour mesurer le tour de taille, un simple mètre ruban suffit. Cela se fait sur un sujet debout de préférence, de profil, en prenant la circonférence à mi-distance entre la base thoracique et la crête iliaque. Le sujet expire doucement en relâchant le ventre. Cette circonférence de la taille est étroitement corrélée à l'accumulation du tissu adipeux viscéral.

Un article récent du Dr De Lorenzo a étonné plus d'un médecin par son titre provocateur qui tend à créer une nouvelle entité : « Le syndrome des obèses de poids normal. » Certains individus de poids normal seraient en fait à risque car ils présentent une répartition adipeuse intraviscérale trop importante. Cela impliquerait de devoir faire maigrir des gens de poids normal qui sont gras à l'intérieur[1].

---

1. *Am. J. Clin. Nutr.* 2007, vol. 85, p. 40-45.

Des rugbymen obèses

Même les sportifs de haut niveau dans certains sports comme le rugby prennent du poids. En l'occurrence, pour le rugby, cela s'est fait en parallèle du professionnalisme. Un article publié en 2006 relève que de plus en plus de rugbymen peuvent être considérés comme obèses si l'on tient compte de leur indice de masse corporelle[1]. Le Dr Frédéric Bauduer, hématologue dans le Sud-Ouest de la France, a analysé les paramètres anthropométriques des joueurs de deux clubs (Biarritz et Bayonne). La proportion de joueurs pouvant être étiquetés comme obèses a été multipliée par quatre entre 1988 et 2004, pour atteindre un taux de 26,7 % ! Entre 1979 et 1999, un pilier de rugby a gagné près de 15 kilos et un deuxième ligne plus de 16 kilos. Le poids des joueurs de l'hémisphère sud est plus important que celui de leurs collègues de l'hémisphère nord. L'élimination précoce de l'Australie et de la Nouvelle-Zélande lors de la dernière coupe du monde de rugby mettra peut-être un terme à cette course à la masse musculaire. Cette prise de poids n'est pas sans conséquence sur l'importance des traumatismes subis. Le rugby est devenu un sport de gladiateurs. Actuellement l'ancien capitaine du XV de France Jean-Pierre Rives serait balayé car trop frêle.

Les normes du tour de taille

En 2005, *l'International Diabetes Federation* (IDF) a défini les valeurs seuils de chaque ethnie. Pour les hommes européens, ce seuil à risque est établi au-delà de 94 centi-

1. Bulletins et mémoires de la société d'anthropologie de Paris, cités dans *Le Monde*, 6 octobre 2007.

mètres, et pour les femmes au-delà de 80 centimètres. On ne tient pas compte de la taille du patient car de nombreuses études démontrent que le tour de taille n'est que très faiblement corrélé à la taille (la hauteur) et que la prise en compte de celle-ci n'améliore pas la prédiction du risque cardio-vasculaire associé à la répartition abdominale des graisses [1]. Nous reviendrons sur ce point plus loin.

Si on prend en compte une autre définition de l'obésité abdominale fournie par le référentiel NCEP (*National Cholesterol Education Program*), à savoir ne pas dépasser 88 centimètres chez la femme et 102 centimètres chez l'homme, la prévalence de l'obésité abdominale en France est de 55,9 % chez les femmes et de 47,9 % chez les hommes. Le périmètre abdominal moyen étant de 90,4 centimètres chez les femmes et de 101 centimètres chez les hommes.

Bien sûr, le tour de taille augmente en fonction de l'âge et surtout à partir de 60 ans chez les femmes et de 50 ans pour les hommes. Cependant, dans les deux sexes, on note un lien inverse entre le tour de taille élevé et le niveau d'études. Il existe également une corrélation inverse entre l'activité physique déclarée et le tour de taille élevé [2].

---

1. Han TS *et alii*, *Int. J. Obes. Relat. Metab. Disord.* 1997, vol. 21, p.83-89.

2. Étude Ornicar (Observatoire du niveau de risque cardiovasculaire), *La Revue du praticien*, n° 784-785, 16 octobre 2007. Voir également sur ce sujet le site du Dr Boris Hansel, médecin endocrinologue dans le service du Pr Eric Bruckert à la Pitié-Salpêtrière à Paris et auteur de *Surveillez votre ventre*, 2007, Hachette Pratique : www.syndromedelabedaine.org.

L'OBÉSITÉ EST-ELLE DU SEUL RESSORT MÉDICAL ?

UNE APPROCHE SCIENTIFIQUE ET NON PLUS MORALISATRICE

Le développement du processus de médicalisation de l'obésité a fortement contribué à changer le regard de la société sur l'obèse. Cela a participé à la levée du couvercle moralisateur qui constituait une vraie chape de plomb pour ceux qui connaissaient un problème de poids.

Un obèse est un malade qui souffre d'une maladie chronique évolutive, c'est-à-dire appelée à s'aggraver avec le temps (ce qui ne veut pas dire que l'on ne peut pas maigrir). C'est un être en souffrance qu'il convient d'aider autrement que par des régimes restrictifs « criminels ». Plus les régimes sont nombreux, plus il y a induction de prise de poids. Le régime sert souvent de détonateur au surpoids ou à l'obésité.

Les scientifiques ont permis de sortir l'obésité du champ moralisateur et réducteur. Les donneurs de leçons – « maigrir n'est qu'une question de volonté » – sont désormais complètement dépassés. Mais attention à ne pas surmédicaliser sous peine de stigmatiser d'une autre manière ! La maladie a toujours fait peur à l'autre, engendrant des idées fausses.

Les premiers à surmédicaliser peuvent être les médecins impatients de faire entrer leurs patients dans des moules : « Si vous ne perdez pas de poids, c'est le cimetière assuré. » Nous devons être vigilants et ne pas avoir l'obsession d'un poids dit « idéal » pour notre patientèle. Aussi, à la question « combien vais-je perdre ? », gardons-nous de donner une réponse. Le danger du formatage est de ne plus respecter la personnalité de l'individu. Chaque être est unique : ce qui vaut pour l'un ne vaut pas pour l'autre. Un patient doit apprendre à ne pas se comparer à un autre.

Faut-il démédicaliser après avoir fait le contraire ?

Il y a la place pour un juste milieu. Certaines personnes veulent à ce point maigrir qu'elles contribuent à encombrer des services hospitaliers déjà peu nombreux pour répondre à tous les problèmes de poids. On en arrive à cette aberration : des gens qui ne devraient pas consulter le font, tandis que ceux qui devraient le faire ne le font pas faute d'obtenir un rendez-vous ou par crainte de retrouver une nouvelle stigmatisation dans un service de nutrition.

Si l'obésité est une maladie au sens médical du terme, il convient de ne pas se défausser uniquement sur le champ médical et d'agir auparavant. Avant d'en arriver à l'obésité, l'individu passe par d'autres étapes de prise de poids. En agissant en amont, on a une chance de prévenir l'apparition de cette maladie.

La prévention ne relève pas du seul champ médical mais bien de la société tout entière, classe politique incluse. Il faut raisonner différemment à son sujet. Les urbanistes comme les architectes doivent revoir la ville et cela doit être coordonné par les hommes politiques. Il faut arrêter de privilégier la vente du moindre mètre carré pour en faire un concours d'architecte. La ville doit être bonne à vivre. Plus de quatre Français sur cinq vivent en zone urbaine. Celle-ci s'étend, grignotant sur la campagne mais oubliant l'homme. Il faut qu'une nouvelle alliance permette aux habitants de se réapproprier les espaces et, ainsi, de se sentir bien. Les murs végétalisés qui commencent à apparaître à Paris comme en province sont une démarche salutaire. Les grandes dalles des années 1970 ont été une erreur épouvantable comme les grandes barres incitant les gens à rester chez eux et à investir massivement dans les postes de télévision. Il faut également favoriser les transports en commun et étendre les initiatives heureuses comme le Vélib' à Paris. Il faut lutter plus énergiquement contre la pollution en diminuant notablement les moteurs Diesel qui ont été largement encouragés dans un passé proche. L'une des pistes sérieuses concernant les causes de l'obésité évoque le rôle infectieux des polluants atmosphériques. L'une des caractéristiques les plus étonnantes du tissu adipeux paraît être en effet sa capacité à stocker puis à libérer des polluants atmosphériques.

Tous ces efforts participent d'une démarche cohérente de prévention de l'obésité sans que le médecin intervienne. Donc, oui à la démédicalisation de la prévention avec des messages nutritionnels ciblant les populations à risque, mais oui à la médicalisation du traitement du surpoids et de l'obésité.

Le surpoids : un marché lucratif

Il faut faire le ménage et combattre les illusionnistes « frico-thérapeutes » (y compris à la télévision, dans les émissions de téléachat qui échappent à toute réglementation du Bureau de vérification de la publicité dit BVP et diffusent souvent des conseils médicaux inappropriés) qui ne font durablement perdre du poids qu'au porte-feuille de ceux qui croient que maigrir est une affaire de quelques jours et qu'il y a peut-être encore un miracle. Attention au marché particulièrement lucratif que cela représente dans notre société !

Les propos du Pr Gérard Debry, ancien chef de service du service de nutrition à Vandœuvre-lès-Nancy, illustrent bien la situation : « Lors d'un récent consensus, les médecins viennent de déclarer que l'obésité est une épidémie. Ils ont certes raison car cette affection est de plus en plus fréquente. Et pourtant la corporation des profiteurs de l'obésité va se réjouir : ainsi, diverses activités vont participer à la croissance économique de notre pays ! Nous pourrons développer nos nombreux produits, dont, bien sûr, nous ne préciserons pas la composition, tels que par exemple les herbes exotiques, les tisanes de multiples origines, les pilules qui captent les graisses, etc. Mais aussi les clips d'oreilles qui règlent le métabolisme, les divers types d'acupressures associés ou non à des régimes dissociés, pauvres en glucides et surtout aux diètes protéiques pour lesquelles nous vendons nos préparations. Ils sont en grande faveur actuellement et vont se développer avec certaines protéines végétales secrètes, ce qui ajoute à leur intérêt. N'oublions pas nos plans d'alimentation programmée, les traitements physiothérapeutiques divers qui doivent être associés à nos régimes, ce qui fait que nous gagnerons sur les deux tableaux. Continuons la vente par correspondance ou la vente directe dans les cabinets d'esthétique et de restructuration corporelle ainsi que les stations thermales... La publicité dans les salles d'attente en prenant un rendez-vous de consultation ou en s'éclipsant peu avant l'examen médical est aussi utilisable... Voilà ce que j'écrirais, si j'étais un des responsables de cette "noble corporation"[1]. »

Une maladie sociétale et mondiale

D'un continent à l'autre

Dans certaines régions mondiales comme la Micronésie et Tahiti, on atteint des chiffres records avec 50 % de la population touchée par l'obésité. Au Brésil, l'augmentation constante du taux d'obèses devient préoccupante. Au Japon, le taux d'hommes obèses a doublé depuis 1982. Au pays du Soleil-Levant, on mange en effet désormais plus dans les fast-foods que dans les restaurants traditionnels. La Chine aussi inquiète considérablement tous les nutritionnistes : la croissance de l'obésité y est d'autant plus catastrophique que l'habitat traditionnel disparaît au profit de mégapoles faites de tours d'habitation où l'on ne cuisine plus comme jadis. L'obésité est bien une affection de civilisation. Il y aura plus de 300 millions de Chinois obèses d'ici à 2017. Ce qui fait et fera de la Chine le pays le plus gros de la planète. Qui l'aurait cru il y a encore dix ans ? Même l'Afrique, nous l'avons évoqué, est confrontée à l'obésité.

Dans les pays émergents comme la Chine ou le Brésil, on note un taux plus élevé d'obésité en zone

1. G. Debry, « À qui profite l'obésité ? », *Cahiers de nutrition et de diététique*, 1999, vol. 34, p. 129.

urbanisée qu'en zone rurale où le mode alimentaire est plus traditionnel. Le taux d'obésité chez les jeunes urbains vivant dans ces pays est beaucoup plus élevé que dans les zones urbaines occidentales. En outre, la prédisposition génétique à devenir obèse paraît plus importante dans les pays émergents ou chez certaines populations comme les Hispaniques et les Afro-Américains.

Pour la première fois de leur histoire, les États-Unis voient décroître leur espérance de vie à cause de la montée en puissance de l'obésité. En effet, 60 % des Américains sont obèses ou en surpoids. Un Américain prend environ 13,6 kilos entre 25 et 55 ans. Le Département de la santé publique de Californie rapporte que dans le comté de Los Angeles le poids total de la population s'est élevé de 20 000 tonnes entre 1997 et 2005, les Hispaniques étant les premiers touchés, suivis par les Noirs puis les Blancs et enfin les Asiatiques. Sur l'ensemble des États-Unis, la proportion d'obèses parmi les 18 ans et plus pourrait atteindre 25 % en 2010 (elle était de 14 % en 1997).

L'obésité en Europe et en France

Au cours des dix dernières années, l'obésité est passée de 10 à 40 % dans la majorité des pays européens. La prévalence de l'obésité en Europe varie de 10 à 20 % chez les hommes et de 10 à 25 % chez les femmes. Plus de 5 millions d'enfants et d'adolescents sont touchés par l'obésité au sein de l'Union européenne. Elle est donc fréquente en Europe, surtout chez les femmes et dans les pays du Sud et de l'Est.

Au Royaume-Uni, le nombre d'obèses a doublé en dix ans. Selon une étude publiée le 10 octobre 2006 par le ministère de la Santé, la Grande-Bretagne arrive en tête des chiffres de l'obésité en Europe avec 23 % de personnes obèses, devant l'Allemagne (12 %) suivie par la France puis l'Italie.

Sur l'Hexagone, nous sommes 87 % à considérer que l'obésité sera bientôt un problème aussi important qu'aux États-Unis[1]. De fait, la France compte près de 20 millions de gens en surpoids (plus de 30 % de la population) dont 6 millions d'obèses. Le surpoids touche plus les hommes, tandis que l'obésité est plus féminine. En outre, la progression de celle-ci est plus rapide chez les femmes et les personnes de plus de 65 ans. Plus on avance en âge, plus le nombre d'obèses diminue, ce qui renvoie à une mortalité prématurée plus élevée.

On note en parallèle une augmentation importante des comportements anorexiques chez les jeunes. La France progresse donc tant en surpoids qu'en maigreur ! Cependant, la dernière enquête de référence (Obépi) évaluant tous les trois ans la corpulence des Français notait en 2006 un ralentissement du rythme d'augmentation de la surcharge pondérale.

D'après une enquête parue en décembre 2007, cette tendance se confirme. Cela a permis au ministre de la Santé Roselyne Bachelot d'évoquer une réussite du Programme national nutrition santé (PNNS) dans le cadre d'une émission télévisée. En tant que participant à l'émission, nous aurions pu préciser que les Américains connaissent également un ralentissement de leur chiffre d'après une étude récente sans qu'ait été mis en place aux États-Unis de PNNS. Cet infléchissement

1. Baromètre santé Kiria Philips 2007.

prend donc son origine certainement ailleurs que dans les programmes nutritionnels.

Les observateurs établissent que la tendance est plutôt au ralentissement dans les classes sociales favorisées, qui intègrent mieux les conséquences néfastes de la prise de poids et la nécessité d'œuvrer dans la prévention. En revanche, les chiffres se dégradent dans les classes socialement fragilisées. En France, il semble que l'augmentation du pouvoir d'achat (qui passe par l'accession à des études supérieures et donc un niveau de diplôme plus élevé) permet de mieux lutter contre la dérive pondérale. On remarque cependant aux États-Unis que plus les enfants de race noire sont issus d'un milieu riche, plus ils sont gros. Ainsi, les Américains se démarquent des Français dans le sens qu'aux États-Unis, ce n'est pas le niveau d'études qui permet de se protéger contre l'obésité mais l'origine ethnique.

Des disparités selon les populations

L'influence du niveau socio-économique

Les personnes considérées comme pauvres dans l'Hexagone représentent environ 7 millions de Français et, dans une enquête de l'INSEE réalisée entre octobre 2002 et mars 2003 sur un panel de 40 000 personnes, 8 % confessaient des difficultés financières importantes [1]. Il ressort de l'étude que les plus pauvres fréquentent davantage les hôpitaux mais n'accordent que peu de place à la prévention (y compris par des mammographies et des frottis cervico-vaginaux chez les femmes).

---

1. INSEE *Première*, n° 1162, octobre 2007.

Pour le praticien, il est indispensable de connaître le milieu social de chaque patient. Cela explique parfois que le message médical ne porte pas ses fruits quand il est inapplicable pour des raisons budgétaires. Le risque de devenir obèse est en effet cinq fois plus élevé en cas de précarité, qu'elle soit socio-économique ou psychique. Et la précarité concerne près de 4 millions de Français, soit 6,5 % des adultes et 8 % des enfants.

Les étudiants

Les étudiants constituent une population oubliée à fort risque de précarité. 80 000 d'entre eux demandent chaque année une aide exceptionnelle, 22 600 sont en situation de précarité installée sur le long terme et 107 000 font face à un budget très limité [1].

Les étudiants les plus vulnérables sont issus de l'émigration. La solitude, le déracinement, de nouvelles pratiques alimentaires, l'absence d'endroit pour cuisiner, un budget plus que serré, tout cela expose à des carences nutritionnelles et à des reports vers des aliments à la densité énergétique élevée et au coût plus modique (sandwichs grecs, paninis, pizzas, panés et fritures). 40 % des étudiants précaires grignotent, contre 30 % pour les sujets non précaires. Le grignotage remplace régulièrement le repas du soir pris souvent seul [2].

---

1. Secours populaire et Fédération des associations générales étudiantes, *Lettre de la* FAGE, n° 1, février 2004.

2. Bulletin de liaison trimestriel *Alimentation et précarité*, n° 24, janvier 2004.

Les familles aux revenus modestes

Les dépenses alimentaires représentent 13 % du budget des familles les plus aisées, contre 30 % à 50 % dans les familles les plus modestes. L'obésité touche plus de 18 % des foyers disposant de moins de 1 200 € net par mois, tandis que les hauts revenus (plus de 5 300 € mensuels) ne sont concernés que pour 5,4 % [1].

Les études observationnelles mettent en évidence que plus le degré d'études est élevé, moins on risque l'obésité. En outre, plus les parents disposent d'argent, plus les enfants seront à l'abri d'une prise exagérée de poids. Les personnes aux revenus élevés semblent en effet plus disposées à mettre en application les consignes du PNNS et plus soucieuses de leur ligne puisqu'elles constituent la seule classe économique qui régresse en chiffres de surpoids.

En revanche, lorsqu'on a peu d'argent, on privilégie la quantité sur la qualité. Les prix des produits sont inversement proportionnels à la densité énergétique. Le gras (celui contenu dans les pizzas, les panés, les quiches et autres barres chocolatées) coûte moins cher que le poisson, les fruits et les légumes.

Les populations immigrées

L'obésité augmente en France, mais elle est plus concentrée chez les enfants issus de l'immigration. Les familles migrantes bouleversent rapidement les bases de leur alimentation et leurs enfants sont tiraillés entre deux cultures alimentaires. Les parents récemment immigrés ont certainement moins de prise sur le mode alimentaire

---

1. Étude Obépi, citée dans *Le Monde*, 20 septembre 2006.

de leurs enfants et ont plus de mal à leur transmettre des racines culinaires stables.

Dans ce domaine, les États-Unis, pays multiracial, se comportent différemment de la vieille Europe, en particulier de la France, et mettent en avant les inégalités ethniques face à l'obésité. La prévalence de l'obésité infantile est en effet deux fois plus élevée chez les Noirs et les Amérindiens que chez les Blancs. La réussite sociale aggrave même le risque d'obésité chez les Noirs afro-américains, ce qui renvoie peut-être à l'image d'Épinal selon laquelle la réussite se mesure en fonction du périmètre abdominal.

Les différences liées à la situation géographique, au sexe et à l'âge

Aucune région française ne se situe à l'abri du risque d'obésité, mais on est mieux protégé dans l'Ouest et le Sud que dans le Nord, dans l'Est ou en Île-de-France. Les différences régionales rendent probablement compte de différences socio-économiques, de différences culinaires et peut-être d'une susceptibilité génétique différente selon les habitants.

Quant à l'augmentation du poids et du tour de taille moyen qui est passé de 84,6 cm en 1997 à 88 cm en 2006, elle est plus franche chez les femmes. Mais on manque encore de précisions pour savoir pourquoi. L'indice de masse corporelle moyen est plus faible chez les femmes, mais le taux d'obésité est quasi comparable dans les deux sexes. Le surpoids, en revanche, est plus fréquent chez les hommes.

Autre sujet d'inquiétude, l'obésité apparaît désormais plus tôt dans la vie. Si la prévalence de 10 % d'obèses dans la population française se situait vers 70 ans pour les personnes nées dans les années 1920, dans les années 1950, on atteignait ce cap vers 45 ans et la génération née à la fin des années 1970 franchit ce cap des 10 % dès l'âge de 30 ans. La jeune génération va malheureusement confirmer cette aggravation.

Le CRÉDOC (Centre d'études et de documentation sur la consommation) a déterminé différentes générations par cycle de dix ans, notant les tendances observées lorsque les consommateurs avaient 20 ans. Ainsi les personnes âgées actuellement de 70 à 90 ans constituent la génération des restrictions et des privations – ce qui explique en partie leur plus grand laxisme alimentaire avec leurs petits-enfants qu'ils gâtent et le fait qu'ils aient incité leurs enfants à toujours finir leur assiette par peur de manquer aux repas suivants, contribuant ainsi involontairement à engendrer des troubles du comportement alimentaire. Les sexagénaires sont la génération Frigidaire (on découvre et on conserve les produits frais du type yaourts), les quinquagénaires la génération des robots ménagers (on simplifie la préparation alimentaire), les « quadra » la génération de l'hypermarché (on stocke), les trentenaires la génération plats exotiques et micro-ondes (on cuisine rapide), les 20 ans la génération hard discount (on veut manger moins cher).

La discrimination anti-gros

On devient donc obèse de plus en plus jeune et d'autant plus que l'on vit dans le Bassin parisien ou le Nord, que l'on est de sexe féminin et issu d'une famille à revenus modestes. Mais, au-delà de cet état de fait, les personnes obèses sont victimes d'une discrimination qui semble les maintenir dans un statut socio-économique défavorisé.

Dans la population blanche, la pauvreté serait une conséquence de l'obésité et non l'inverse comme on l'a longtemps suggéré.

Il existe bien un racisme anti-gros qui ne permet pas à un obèse de s'élever dans l'échelon social. Une étude prospective américaine[1] a conclu que les adolescents obèses faisaient des études moins longues, avaient une reconnaissance salariale moindre (inférieure à 2 876 dollars annuels pour les hommes et à 6 710 dollars pour les femmes) et se mariaient moins que les non-obèses (moins 11 % pour les hommes et moins 20 % pour les femmes), indépendamment de leur niveau socio-économique initial. En outre, la discrimination sociale envers l'obésité est plus forte si l'on est d'origine blanche. Les Noirs tolèrent socialement mieux l'obésité. Certains chanteurs noirs américains prennent du poids avec leur réussite sociale.

Les obèses ont également tendance à se marier entre eux. Enfin, si vous êtes obèse, cela risque d'affecter votre meilleur ami car, d'après une enquête récente, il augmenterait ainsi son risque d'obésité de 70 % !

On estime à 4,7 millions le nombre de Français victimes de discriminations liées au poids. La stigmatisation commence dès l'école primaire où l'un des moments dramatiques pour chaque enfant obèse est l'épreuve du maillot de bain, où la vraie enveloppe corporelle débarrassée de toute fantaisie vestimentaire va apparaître aux yeux des autres. Cela est souvent très douloureux, perturbant et donne lieu à la première prise de conscience de l'enfant (chez les garçons, prendre de la poitrine est très mal vécu et ce problème doit être abordé en consultation,

---

1. S. L. Gortmaker *et alii*, *N Engl J Med*, 1993, vol. 329, n° 14.

quitte à prendre un avis spécialisé chirurgical, par exemple à l'hôpital Armand Trousseau à Paris). Une prise en charge médicalisée précoce peut donc avoir lieu, les parents ne devant pas hésiter à consulter. Le médecin doit proscrire toute attitude culpabilisante sous peine de faire disparaître le patient. C'est un peu comme pour apprendre à nager : ceux qui ont été poussés brutalement à l'eau sont devenus généralement réfractaires à la baignade, voire phobiques.

L'autre moment difficile sera la visite d'embauche, source nette de discrimination. La qualité du curriculum vitae s'efface devant l'apparence. Les archétypes fleurissent. On sait d'après les études que, à qualification égale, l'obèse aura une promotion plus lente, d'autant plus s'il s'agit d'une femme. Si 16 % des hommes obèses occupent un haut poste, cela ne concerne que 3 % des femmes [1]. Des reportages télévisés avec caméra cachée ont souvent montré un obèse se voyant refuser un poste pour des motifs n'intégrant pas ouvertement le poids (cela serait puni par la loi pour discrimination) et l'instant d'après une jolie fille pourvoyant immédiatement la place.

Les conséquences

La diminution de l'espérance de vie

En 2006, on a enregistré 531 000 décès en France (métropole et DOM), soit 1,3 % de moins qu'en 2005 et, pour la troisième année consécutive, la mortalité est inférieure à celle que l'on pourrait attendre compte tenu du vieillissement de la population. L'espérance de vie à la naissance est actuellement de 77,1 ans pour les hommes et de 84 ans pour les femmes. Les différentiels sociaux expli-

1. *Journal du CNRS*, n° 177, octobre 2004.

quent les disparités de mortalité. Ils ne s'effacent qu'au-delà de 95 ans !

En 2030, la France comptera 67 millions d'habitants, avec environ 22 % de plus de 65 ans. Il existe cependant des freins à la progression de l'espérance de vie. Le premier est le tabac qu'il faut combattre encore plus énergiquement. Le second, c'est l'obésité. L'espérance de vie d'un obèse sévère est en effet réduite de cinq à vingt années [1].

Le coût inflationniste du surpoids et de l'obésité

L'évolution à la hausse du poids dans notre société n'est pas sans entraîner un surcoût de soins. Des maladies comme le diabète apparaissent plus tôt que par le passé et les économistes nous mettent en alerte en disant que notre système social sera incapable de supporter ce surcoût dans un bref avenir. Il est urgent de réagir.

En 2001, deux auteurs américains, Wolf et Colditz, ont estimé le coût total de la surcharge pondérale et de l'obésité sur l'économie américaine à 117 milliards de dollars, la perte de journées de travail autour de 40 millions et les jours d'alitement liés à l'obésité à 89 millions.

La Commission européenne estime que les dépenses annuelles liées au poste obésité sont de l'ordre de 75 à 130 milliards d'euros pour l'Europe des Quinze. On imagine l'explosion de ces coûts avec l'arrivée des pays de l'ex-bloc soviétique dans le giron européen.

En 2002, on estimait qu'en France le coût annuel des soins d'un individu obèse s'élevait à 2 500 euros, soit le double par rapport à un individu d'un poids considéré

1. *JAMA*, 2003, vol. 289, p. 187-193.

comme normal. Le coût global de l'obésité en France était évalué la même année entre 2,1 et 6,2 milliards d'euros, soit 1,5 à 4,6 % des dépenses de santé [1].

D'après Robert Madelin, directeur général de la santé et du droit des consommateurs au sein de l'Union européenne, « le coût des maladies associées à la nutrition est déjà supérieur à celui des maladies liées au tabac [2] ».

1. *Médecine des maladies métaboliques*, n° 2, juin 2007.
2. *Les Échos*, 25 avril 2007.

Deuxième partie
Les coupables

Tout le milieu médical s'accorde pour dire que l'obésité, fléau du XXIe siècle, s'accroît dans les pays disposant d'infrastructures lourdes, de temps de loisirs accrus favorisant la sédentarité et d'une alimentation facilement disponible à toute heure avec une sécurité alimentaire avérée.

En revanche, les avis divergent quand il s'agit de lister les responsables. Certains médecins vont mettre en exergue la passivité induite par la télévision et les ordinateurs, d'autres, et non des moindres, vont distinguer parmi la population générale des individus qui risquent particulièrement de développer une obésité à la différence d'autres que la nature épargnera. Nous sommes tous inégaux de par nos gènes différents, et l'obésité est un modèle d'inégalité. Mais les gènes sont-ils seuls en cause ?

Peut-on pointer du doigt certains responsables de l'épidémie galopante d'obésité en en faisant des boucs émissaires et en les livrant à la vindicte populaire (nous pensons, entre autres, à l'agroalimentaire) ? Cela serait réducteur comme présentation et peu crédible sur le plan scientifique. Comment explique-t-on qu'au sein d'une même fratrie on trouve un obèse alors qu'un autre reste mince tout en regardant peut-être plus la télévision et en grignotant plus ? Il n'y a en tout cas pas de responsable unique, mais plutôt une multitude de responsables dont les effets vont plus ou moins toucher les individus.

Mais la question peut être posée de savoir si nous n'allons pas tous grossir dans les prochaines décennies en raison d'un environnement devenu obésogène, après avoir connu dans les précédentes décennies des phases de restriction alimentaire liées, entre autres, aux famines et aux mauvaises récoltes. Et ce qui est considéré comme mince actuellement, ne sera-t-il pas perçu dans un avenir assez proche comme maigre ? Ne faut-il pas que nous élevions notre poids d'équilibre (le pondérostat), un peu mais pas trop, pour mieux survivre ?

On peut même avancer l'idée qu'en 2008 l'obésité serait un état normal pour certains individus génétiquement prédisposés, qui en viennent à défendre ce surpoids coûte que coûte expliquant leurs échecs répétés lors des phases de régimes plus ou moins restrictifs qu'ils s'imposent. Dès qu'ils commencent à vouloir perdre du poids, des signaux cérébraux leur intiment l'ordre de manger dans les heures qui suivent : ils ont faim, ils tentent de résister puis ils craquent et ruinent ainsi leurs efforts[1].

---

1. Claudine Junien, *Cahiers de nutrition et de diététique*, 2002, vol. 37, p. 4.

Les mutations de la société

La génétique

Beaucoup de personnes pensent que les gènes sont responsables du surpoids. Or, la génétique ne peut expliquer à elle seule l'explosion de l'obésité car aucune mutation génétique n'a pu apparaître sur les cinquante dernières années. Pour qu'il y ait mutation et donc modification de notre patrimoine génétique, il faut compter des millénaires. C'est notre comportement qui a influencé notre prise de poids. Il a fallu s'adapter très vite à un environnement particulier, entre autres en prenant du poids.

L'homme moderne possède le même patrimoine génétique que l'homme des cavernes ou que notre lointaine ancêtre Lucy. Il n'y a probablement pas de défaut s'exerçant sur un seul gène mais plutôt des variations sur plusieurs gènes qui font que les conséquences nuisibles s'additionnent, d'autant plus qu'elles coexistent avec des éléments favorisants, telle la sédentarité.

Cependant, un travail récent issu de la collaboration entre plusieurs équipes britanniques a permis d'identifier un variant génétique (le gène FTO) qui serait fortement impliqué dans le surpoids et l'obésité d'Européens, et ce dès l'âge de 7 ans. Cette découverte constitue une avancée scientifique importante car il s'agit du premier variant génétique commun qui semble avoir un effet aussi net sur le poids adulte et sur le risque d'obésité [1]. Ainsi, on commence à comprendre pourquoi il existe des inégalités selon les individus à apport alimentaire et activité physique identiques [2].

Mais la prise de poids ne s'explique pas que par la génétique et par notre manière de nous comporter dans un environnement. C'est la rencontre de la génétique, de notre comportement et de notre environnement qui génère l'obésité. C'est une maladie totalement liée à la génétique et à l'environnement, le pourcentage de l'un et l'autre variant selon les individus.

L'obésité témoigne d'un échec du système de régulation de notre réserve énergétique (ce que l'on appelle l'homéostasie énergétique).

En 2008, nous ne régulons plus aussi bien que par le passé. Nous sommes dans une société non plus d'économie alimentaire mais de gaspillage, sans impact favorable sur notre santé.

L'allongement de l'espérance de vie

Il peut paraître étonnant d'incriminer l'allongement de l'espérance de vie comme vecteur potentiel de l'obésité. C'est toute l'ambiguïté de notre société : nous mangeons mieux que par le passé, nous vieillissons dans de meilleures conditions et nous devenons plus gros avec les

---

1. *Le Quotidien du médecin*, n° 8146, 13 avril 2007.
2. Frayling *et alii*, *Sciencexpress*, 12 avril 2007.

années. Le pourcentage de personnes en surpoids et d'obèses chez les seniors de plus de 65 ans est respectivement de 40 % et de 11 %. Parallèlement, la France est, après le Japon, le pays à l'espérance de vie la plus longue : aux alentours de 80 ans. Donc tout ne va pas si mal dans notre pays, y compris au niveau alimentaire, sinon l'espérance de vie serait faible.

La composition corporelle se modifie au fil du temps : la masse musculaire diminue tandis qu'augmente la masse grasse, en particulier à l'intérieur et autour des muscles ainsi qu'au niveau du tronc, accroissant l'embonpoint abdominal déjà responsable d'une élévation des risques d'infarctus, de diabète et autres perturbations métaboliques. À IMC égal, un sujet de 60 ans a plus de masse grasse qu'un individu de 20 ans.

On peut donc considérer qu'il est normal de prendre du poids, et donc de la masse grasse, dès lors que l'on avance en âge. Ainsi, le pic de poids dans notre vie se situe dans la tranche d'âge 55-65 ans. On ne donne pas de définition de l'obésité au-delà de l'âge de 70 ans car il paraît physiologique de prendre du gras en vieillissant. La nature est bien faite et, si cela se trouve, c'est une bonne chose d'« engraisser » avec le temps.

Certaines patientes (nous conjuguons délibérément au féminin) de plus de 75 ans expriment le souhait de maigrir alors que leur poids a augmenté progressivement, sans à-coup brutal, depuis des années. Il est de notre devoir de s'opposer à ces demandes de perte de poids fondées uniquement sur des considérations esthétiques (compréhensibles par ailleurs) mais non, la plupart du temps, sur des problèmes médicaux. Cela ne veut pas dire que nous ne nous intéresserons pas à leur alimentation, mais il faut faire comprendre à ces femmes qu'il peut être au contraire dangereux de perdre du poids. Le fait d'avoir dépassé l'espérance de vie de son sexe en étant en surpoids parfois net signifie peut-être que l'on possède en soi des éléments protecteurs encore inconnus actuellement. Maigrir risque peut-être dans ce contexte de déstabiliser une situation bénéfique où l'on a trouvé son équilibre.

Le risque médical constitué par un régime tardif repose sur l'augmentation des cas de dénutrition par carence protéique (ce qu'on appelle « sarcopénie »). Cette dénutrition tend à devenir un problème majeur de santé publique chez la personne âgée, touchant 350 000 à 500 000 personnes vivant à leur domicile. En étant dénutri, on perd du muscle mais également de l'eau.

La pression sociétale

La pression sociétale sur l'image du corps n'a jamais été aussi forte qu'actuellement. Cela provoque des tensions insupportables chez certains, écartelés qu'ils sont entre le plaisir de manger et le paraître. Car la première image que l'on offre de soi aux autres est celle de sa corpulence.

Notre société fabrique du *light* et de l'idéal minceur, mais aussi du gros. Notre société fabrique de l'obésité comme elle la traque. Notre société est devenue schizophrénique. Notre société est malade et le symptôme en est la prise de poids générale à laquelle on assiste, impuissant. Les croisades contre la prise de poids se multiplient, on développe les plans de dépistage, le Programme national nutrition santé (PNNS), les campagnes d'information sur le diabète, sur l'hypertension artérielle. On met des bandeaux défilant sous les publicités pour stimuler des comportements positifs (« ne mangez pas trop gras », « mangez cinq fruits et légumes par jour », « bougez ») en opposition avec le contenu de la publicité et… on continue de grossir.

Et nous aussi, à notre façon, nous participons à l'ambiance stressante en rappelant ici que l'obésité est une affection discriminante conduisant à la précarisation socio-économique.

Les diktats de la mode

Dans un article récent [1], un détecteur de tendances (*sic*) signale que même si la minceur reste prégnante et source d'obsession chez un grand nombre de femmes, on assiste à un retour en grâce des notions de plaisir et de gourmandise, ce qui sous-tend un retour à des formes plus voluptueuses. Une campagne publicitaire pour des produits de beauté, qui faisait poser des femmes de poids normal, a servi de détonateur à une nouvelle prise de conscience chez certains publicitaires.

Pour ce qui est de la mode, il faudra encore attendre avant un changement salutaire. Selon la définition édifiante donnée par Karl Lagerfeld au journal *Libération* en 2005, le « corps mode » est « une silhouette faite au moule, d'une étroitesse incroyable, avec des bras et des jambes interminables et une très petite tête ». Or, en obligeant une jeune fille apprentie mannequin à perdre du poids afin de correspondre aux critères de mode retenus, on engendre la plupart du temps une restriction calorique. Cela occasionne des troubles du comportement alimentaire parfois majeurs (boulimie, anorexie) et sert de marchepied aux oscilla-

---

1. *Obstyles*, n° 5, supplément du *Nouvel Observateur*, n° 2239, 4 octobre 2007.

tions métaboliques et pondérales (yoyo ascendant), sources d'angoisses incommensurables.

D'après certaines études, la restriction alimentaire exacerbe l'envie de manger et incite à transgresser les règles auto-imposées. Les apprenties anorexiques déstructurent tellement les prises alimentaires qu'elles tentent de faire disparaître les heures programmées de repas. Mais elles craqueront en dehors des heures prévues et culpabiliseront, arrivant à privilégier uniquement les signaux sensoriels et à faire taire les signaux biologiques commandant la prise alimentaire. Elles tentent d'être dans la toute-puissance en faisant taire la réalité physiologique de leur corps. Elles vont perdre du poids sans se fixer d'objectif final car il n'y en a pas : elles visent en permanence un poids plus bas que l'actuel.

Même si tous les mannequins ne sont pas anorexiques – il ne faut pas généraliser –, l'obligation de devoir perdre du poids peut s'avérer catastrophique sur une personne préalablement fragilisée. On peut se rappeler l'exemple dramatique de ce mannequin brésilien Ana Carolina Reston, décédée en 2006 à l'âge de 21 ans, qui ne se nourrissait plus que de tomates et de pommes. Elle faisait 40 kilos pour 1 m 74. Une autre mannequin uruguayenne, morte d'épuisement peu de temps avant, ne se nourrissait, semble-t-il, que de salades. Dans une émission télévisée allemande diffusée en janvier 2006 sur la chaîne privée ProSieben, une candidate à l'élection de la prochaine top-modèle d'Allemagne a été qualifiée de « trop grosse » parce qu'elle faisait 52 kilos pour 1 m 76 ! Bien des femmes se « contenteraient » de ces mensurations.

Certains témoignages de mannequins sont édifiants : « Chaque jour, on vient te mesurer la taille et les hanches avec un centimètre et on te répète à l'envi que, si tu n'atteins pas un certain poids, on ne t'envoie pas au casting », déclare Valérie. « Si tu ne travailles pas, l'agence ne touchera pas d'argent », poursuit-elle. Certains mannequins craquent et se mettent à vomir en cachette, à prendre des diurétiques, à fumer, à abuser du café ou à prendre de la cocaïne qui a un effet anorexigène connu.

Nous ne connaissons actuellement pas d'explications neurobiologiques à l'anorexie et nous ne disposons pas de moyens d'exploration des mécanismes neuroendocriniens impliqués. Le cerveau est en permanence tenu informé du statut énergétique de l'ensemble de l'organisme. Dans le cas de l'anorexie comme dans celui de l'obésité, il semble que le cerveau n'intègre pas bien ces informations et que des instructions prioritaires proviennent directement du psychisme (« je lutte contre mon envie biologique de manger »). Les données récentes montrent que le cerveau contrôle le choix alimentaire et le moment où l'on mange. Les anorexiques imposent donc leur contrôle au cerveau et vivent en restriction permanente, luttant contre la faim qui les tenaille.

Or, l'approvisionnement énergétique du cerveau doit être sauvegardé, en particulier l'apport en glucose qui, comme l'oxygène et les micronutriments, traverse la membrane cellulaire cérébrale et nourrit le cerveau en lui apportant l'énergie suffisante à la transmission des impulsions nerveuses. En l'absence d'apport alimentaire suffisant, les fonctions cognitives vont se trouver altérées. Cela entraîne des troubles de l'humeur accompagnés d'une dépression telle qu'elle peut conduire à des tentatives de suicide. Il est donc scandaleux d'imposer à une jeune fille qui a atteint son poids d'équilibre de maigrir impérativement, cela relève d'une attitude potentiellement criminelle. Rappelons cette réalité physiologique : maigrir constitue un processus contre nature. La mode se trompe en s'aventurant sur le terrain de la maigreur, des femmes cadavériques, des « portemanteaux ». Heureusement, certains créateurs de mode tiennent compte de la réalité des choses. Mais ils sont bien isolés, les courageux comme Albert Elbaz qui osait déclarer quand il travaillait chez Yves Saint Laurent : « Je fais des robes pour des femmes qui reprennent du dessert. »

Et de fait, d'après les chiffres de l'Union française des industries de l'habillement en 2006, les Françaises pèsent en moyenne 62 kilos pour 1 m 62. Depuis 1970, elles ont pris 2 kilos, ont grandi de 2 centimètres, ont accentué leur tour de taille de 6,5 centimètres et 60 % d'entre elles s'habillent en 42 !

La note d'espoir vient peut-être des écrits de la philosophe Michela Marzano, qui pense que les jeunes filles en fleurs se rebellent, et ce dans tous les milieux. Elle déclare ainsi dans son *Dictionnaire du corps* : « Les filles d'une vingtaine d'années ne sont plus dans le culte de la minceur. Peut-être par réaction à ce qu'elles ont observé dans leur entourage, chez leurs mères notamment. Souvent, ces femmes ont consacré une énergie folle à faire des régimes pour satisfaire au cliché "minceur égale réussite". Leurs filles ne sont plus prêtes à ces sacrifices, à cette forme moderne d'esclavage. Elles veulent être reconnues pour leurs potentialités, sans maltraiter leur corps, et profiter de la vie [1]. »

1. Michela Marzano, *Dictionnaire du corps*, ouvrage collectif, PUF, 2007.

Le désarroi du mangeur moderne face à l'alimentation et à son image

Le mangeur moderne est laissé libre de ses choix alimentaires, c'est l'un des seuls espaces de liberté qui lui reste. Mais l'excès de liberté alimentaire peut aboutir à de l'anxiété. Aussi voit-on apparaître des règles de nutrition de plus en plus coercitives mais valables pour les autres et non pour soi. La culpabilité à se comporter différemment du bien-disant nutritionnel renforce ce sentiment d'avoir fauté. On est tiraillé entre le plaisir disponible et les injonctions pressantes à maîtriser son poids.

Un de nos patients récemment retraité partage sa nouvelle vie entre la France et l'Argentine où une douce désorganisation règne, où l'on se gare comme on veut sans crainte d'être verbalisé, etc., ce qui lui donne la sensation d'avoir retrouvé un sentiment de liberté. Mais, au bout de trois mois de cette vie-là, il s'est langui de la France et de son organisation, certes pas infaillible mais rassurante.

Le mangeur moderne navigue un peu entre ces deux pôles : d'un côté une rigueur qu'on tente de lui imposer, de l'autre l'envie d'aller flirter avec des zones un peu troubles du plaisir libertaire alimentaire. Sans cesse tiraillé, il tombe dans des contradictions et verse souvent dans l'illusion de la facilité et dans la mise en œuvre d'idées fausses, de régimes farfelus et toujours restrictifs qui ne font que le parasiter davantage, d'autant plus que l'entourage a toujours l'occasion d'enrichir ce registre de billevesées.

On devrait apporter la paix à bon nombre de personnes qui n'ont que peu de poids à perdre et que la société tourmente. En revanche, il faut médicaliser les vrais problèmes d'obésité qui échappent trop souvent au filet médical. Quand nous parlons de vrais problèmes d'obésité, nous ne minimisons pas les problèmes pondéraux du tout-venant. Nous disons que chaque problème doit être traité comme tel. Un obèse est un malade qui souffre de complications générées par son poids et qui entame son pronostic de vie (de treize ans environ pour les hommes et de huit ans pour les femmes).

Le renforcement de la sédentarité

Il n'est pas besoin de remonter à des époques très lointaines : nous bougeons moins que dans les années 1970. Les Européens affirment passer en moyenne cinq heures assis au cours d'une journée, durée qui augmente chez les employés et les cadres. L'inactivité physique au travail touche 45 % des Européens. En outre, plus de 40 % d'entre eux ne pratiquent aucune activité physique, Chypre, Malte et le Portugal ayant le niveau d'activité physique le plus faible [1].

En France, 10 à 15 % des adultes ne pratiquent quasiment aucune activité physique. Aux États-Unis, les chiffres sont encore plus alarmants puisque 30 % des jeunes âgés de 18 à 24 ans ne bougent pas et 70 % des plus de 75 ans n'exercent pas d'activité physique. Seuls 31,8 % des adultes américains pratiquent une activité physique régulière [2].

Notre époque zapping fait que tout va vite. Mais une journée compte toujours vingt-quatre heures, ce qui ne permet pas de tout faire à bon nombre de personnes. On récupère de l'espace-temps en rognant sur le temps passé

1. Troisième Eurobaromètre, novembre 2006.
2. Dossiers Nestlé Nutrition, juin 2006.

à se restaurer. On empiète sur le temps accordé à l'activité physique et sur la durée du sommeil, pensant gagner du temps. Mais il faut bien décrocher par moments et se relaxer. C'est là que le dieu télévision intervient. Ainsi, le temps moyen passé devant la télévision représente en France 130 minutes par jour et cela risque de s'accentuer avec une offre télévisuelle toujours plus importante.

Il paraît évident que, pendant que l'on regarde la télévision, on ne pratique pas d'activité physique. Pour cela, il faudrait une télévision qui fonctionne par un effet de dynamo, lorsque le téléspectateur pédale ! Un Américain a fabriqué un tel prototype. Il ne reste plus qu'à le commercialiser.

La lutte contre la sédentarité est fondamentale. Vous devez en être convaincu. Un faible niveau d'activité physique augmente le risque de pathologies cancéreuses, de maladies cardio-vasculaires et il est associé à une élévation de la mortalité, toutes causes confondues. Un individu qui bouge reconquiert son corps en se le réappropriant. Il redécouvre ses limites corporelles, des sensations qui étaient éteintes. Bouger, c'est se prouver qu'on est en vie et dans la vie. L'inactivité est l'ennemie du bien. L'inactivité est notre ennemie.

Les troubles du sommeil

Un enfant qui ne dort pas assez triple son risque d'embonpoint. Le petit dormeur mange davantage (sauf s'il préfère faire un jogging). Le Dr Shahrad Tahei, de Bristol, a publié une étude établissant un lien entre le manque de sommeil et la sécrétion d'hormones majorant le poids. Dans *Archives of Disease in Childhood*, il souligne que « les parents ont une grande responsabilité dans le manque de sommeil des enfants. Autoriser la télévision, les consoles de jeux, les ordinateurs et l'accès à Internet dans les chambres d'enfants et d'adolescents ne leur permet pas d'effectuer chaque nuit le temps de sommeil nécessaire à leur croissance et à leur bon développement. Si le temps de loisir est pris sur celui du sommeil, le risque d'obésité, par la conjonction de différents mécanismes : baisse de l'activité, baisse du sommeil, majoration de la consommation alimentaire, est nettement majoré [1] ».

Une étude (parue dans l'*International Journal of Obesity* en 2005) des Prs Tremblay et Després, de l'université Laval au Québec, établit même qu'une courte nuit a plus d'influence sur le poids que la malbouffe ou la sédentarité. Idéalement, un enfant devrait dormir plus de dix heures ; une courte nuit est comprise entre huit et dix heures. Chez l'adulte, celle-ci se situerait entre cinq et six heures. On devrait donc dormir de façon idéale entre sept et huit heures.

En effet, le manque de sommeil modifie notre profil hormonal. Le taux de leptine, qui est l'hormone de la satiété, diminue tandis que le taux de ghréline produite par l'estomac croît. Cette augmentation entraîne une sensation de faim accrue. Pour restaurer la satiété (qui est un état de non-faim), l'organisme augmente sa réserve de graisse corporelle. Les hommes et les femmes dormant moins de cinq heures par nuit développent ainsi des taux d'adiposité respectivement supérieurs de 40 % et de 25 % par rapport à ceux de sujets dormant huit heures.

Les mécanismes incriminés demeurent encore obscurs. Les chercheurs pensent qu'il ne sert à rien d'augmenter le temps de sommeil car les gens peuvent avoir

---

1. *Le Quotidien du Médecin*, n° 8034, 20 octobre 2006.

des exigences de vie rendant impossible la réalisation de ce vœu pieux. En revanche, agir sur le stress ne peut que s'avérer positif. Beaucoup de mauvais dormeurs évoquent la difficulté d'endormissement qu'ils éprouvent car ils ressassent leurs problèmes au lit. Avant de s'assoupir, il est important d'éviter tous les agents stressants, y compris la télévision et Internet. Sachons vivre dans le calme. Prenons un bon livre avant d'éteindre.

La télévision

Un constat alarmant

Les jeunes et la télévision

Aux États-Unis, le temps passé à chatter sur le Net, à jouer aux jeux vidéo est de l'ordre de 6 heures 32 par jour chez un jeune. Celui passé quotidiennement devant la télévision est de 3 heures en moyenne.

En France, 35 % des enfants regardent la télévision avant de partir à l'école (les programmes pour enfants démarrent sur certaines chaînes dès 6 heures du matin), c'est-à-dire que certains enfants arrivent à l'école en ayant déjà visionné environ 1 heure 30 de télévision ! Et 60 % des écoliers regardent la télévision dès qu'ils rentrent à la maison. Par ailleurs, 32 % des enfants de 2 à 7 ans et 60 % des adolescents ont une télévision dans leur chambre, ce qui est aberrant étant donné qu'un si jeune enfant ne peut pas s'autocontrôler. Enfin 71 % des parents estiment que leur enfant est directement influencé par les publicités dans ses choix alimentaires. Ainsi, 77 % des enfants vont préférer des céréales vues à la télévision plutôt que des marques inconnues et, plus grave, 84 % des parents vont accéder à leurs désirs. Ces chiffres montrent l'impact de la télévision dans notre société. Les publicitaires et les dirigeants de l'agroalimentaire qui œuvrent dans ce sens le savent bien.

Les enfants qui ont le plus de risques de devenir obèses (enfants issus de populations migrantes, de familles d'obèses) sont aussi les plus friands de publicité. Ils sont les plus réceptifs aux messages véhiculés car ils passent plus de temps devant la télévision que des enfants issus de catégories socio-économiques plus aisées. Les publicités participent à leur formatage et contribuent ainsi à créer une nouvelle génération de consommateurs.

Il faut domestiquer la télévision comme l'ordinateur. Il est bon qu'un enfant s'embête de temps en temps, cela lui permet de développer son imaginaire par le biais de la lecture ou de la rêverie. La télévision transforme la réalité et impose son univers souvent virtuel, empêchant l'imaginaire de l'enfant de se structurer et de vagabonder. Sans parler de la télécommande, qui fait de chacun d'entre nous le roi du canapé ! Les Américains parlent à juste titre de *couch potatoes*, à savoir littéralement des « patates de canapé », c'est-à-dire des téléphages affalés sur leur divan.

Et le meilleur moyen de fabriquer ces « télé-affalés » vient de prendre forme avec la nouvelle chaîne de télévision destinée aux enfants de 6 mois à 3 ans, Baby First, qui émet 24 heures sur 24. Sous couvert d'« enrichir les connexions entre les neurones » – pour reprendre les termes du dossier de presse –, cette chaîne propose des programmes de 2 à 7 minutes, habituant l'enfant à être « gavé » des images de cette télévision qui devient la nounou. Les parents se déchargent sur ce média bien pratique qui phagocyte l'attention de l'enfant.

Et, c'est ainsi qu'à l'âge de 70 ans il aura passé sept à dix ans de sa vie devant la télévision, avec toutes les conséquences pondérales et physiques que cela implique. Le fait de rester cloîtrer à regarder la télévision ou l'ordinateur entraîne une diminution du temps de marche et donc d'exposition à la lumière du jour. Les dépressions saisonnières sont plus fréquentes chez les individus sédentarisés. Il est important, surtout au moment des changements horaires, de sortir, en particulier le matin où la lumière est progressivement ascendante. L'humeur se trouve améliorée et les grignotages paraissent moins fréquents. On ne cherche plus à se doper par l'alimentation. La lumière augmente le taux de sérotonine et de dopamine (dope-amine). D'où le succès, dans les pays nordiques, des séances de luminothérapie, concept qui se développe avec succès et efficacité en France.

La responsabilité des parents

La télévision ne peut toutefois pas être considérée comme directement responsable du surpoids ou de l'obésité. L'éducation commence au sein de la famille, et bon nombre de parents s'abritent derrière de présumées facultés éducatives de la télévision pour mieux démissionner. Certains enfants se retrouvent ainsi seuls face à l'écran et aux publicités sans qu'il y ait de débat contradictoire, de commentaires fournis par l'adulte qui permettraient à l'enfant de prendre le recul nécessaire. Il paraît indispensable que, si la télévision est regardée, cela ne se fasse qu'en famille afin que ces commentaires aient lieu. On ne devrait jamais laisser un enfant regarder seul la télévision au moment des passages publicitaires.

La télévision est une machine illusionniste censée fabriquer du rêve en temps réel. Et la publicité ne fait que renforcer cette part du rêve accessible à tous en fournissant des images d'icônes d'où le gras est banni : aucun obèse n'est présent dans les publicités, ou seulement sur le mode humoristique et sans lien avec l'alimentation. Ainsi, une publicité pour une marque de restauration rapide mettait en scène un obèse mais, à aucun moment, on ne le voyait manger un quelconque produit. Il était là comme faire-valoir. Les agences de publicité payées par les géants de l'agroalimentaire prennent soin de ne pas faire côtoyer gens en surpoids et l'aliment promu par la réclame. La publicité se positionne pour vendre et permettre d'accroître les parts de marché, non pour effrayer les consommateurs. La crainte réelle consisterait à faire peur au consommateur en lui montrant ce qu'il risquerait de devenir en consommant le produit alimentaire.

On doit garder le sens de la réalité et c'est à l'adulte de transmettre cela. La désillusion risque d'être particulièrement douloureuse. Certaines de nos jeunes patientes, qui ont souvent les prénoms d'héroïnes de feuilletons américains à succès, ne vivent qu'à travers les émois de leurs personnages de fiction. La seule différence, c'est que le poids de la starlette américaine ne rejoint pas le poids de la jeune patiente.

L'impact sur les seniors

La télévision devient un compagnon pour bon nombre de retraités. Il faut savoir préparer sa retraite en faisant en sorte de ne pas se retrouver esclave de cet appareil. De même, l'ordinateur connaît un engouement considérable chez les personnes âgées, leur permettant de voyager sans sortir de chez elles. Cela peut constituer un piège qui va progressivement les sédentariser et entraîner des problèmes locomoteurs commençant généralement par des enraidissements articulaires. L'inactivité, nous le martelons, est l'ennemi numéro un à combattre dans la gestion optimisée de son poids. Cela est valable à tout âge.

Le Bureau de vérification de la publicité (BVP)

Le BVP contribue à gaver nos enfants de publicités obésogènes

Malgré les recommandations de bon nombre d'experts patentés – comme l'INSERM en 2000, l'AFSSA en 2004, le PNNS en 2006 et les membres européens de la FAO (*Food and Agriculture Organisation*) et de l'OMS en novembre 2006 –, qui ont tous réclamé auprès des pouvoirs publics français une mesure d'interdiction réglementaire des publicités pour des produits trop gras et trop sucrés lors des programmes infantiles, il n'existe toujours pas à l'heure actuelle de limitation, et cela est bien dommage.

On érige un pseudo-code de bonne conduite sans parler de critères nutritionnels. Le nœud du problème est là. C'est une question de gros sous et, par conséquent, ce n'est pas une question de santé publique. Le BVP laisse passer des publicités pour des produits déséquilibrés favorisant l'obésité. Selon une étude établie par l'UFC Que Choisir en 2006 et poursuivie en septembre 2007, 89 % des publicités infantiles portaient sur des produits déséquilibrés en graisses et en sucres.

Le BVP ne donne aucune directive quant à l'intérêt nutritionnel des publicités alimentaires. Ce ne sont pas les quelques bandeaux défilant en bas de l'écran et rappelant le consommateur à la plus grande vigilance quant à son hygiène de vie qui vont changer la donne. Le Pr Philip James, de l'*International Obesity Taskforce* (IOTF), ne croît guère en l'efficacité de tels avertissements lorsqu'il déclare : « Nous savons par expérience qu'ils ne sont compris que par les 10 % de la population les plus éduqués. De toute façon, ceux-ci prennent soin de leur corps et ont les moyens de s'alimenter sainement. Les autres demeurent imperméables à ces discours [1]. »

Une mesure insuffisante

La loi de santé publique entrée en vigueur en France à la fin de février 2007 pénalise les industriels de l'agroalimentaire d'une taxe de 1,5 % du coût de la publicité quand cette dernière n'est pas accompagnée d'un message de pondération du type : « Pour votre santé, évitez de grignoter entre les repas. » Mais la vitesse de défilement, le caractère répétitif, la petitesse des caractères, l'âge précoce de l'enfant qui visionne cela et qui ne sait pas toujours lire rendent caduques ces mesurettes mises en place pour se donner bonne conscience. De plus, la confusion des messages est telle que les enfants assimilent parfois le produit visionné au bandeau, ce qui aboutit à des incongruités comme penser que le produit gras et sucré vu à l'écran permet d'atteindre l'objectif de cinq fruits et légumes par jour. Rappelons pour mémoire que seulement 7 % des enfants consomment des fruits et des légumes quotidiennement.

1. *Les Échos*, 25 avril 2007.

La consommation de sucreries et de barres chocolatées a été multipliée par deux, les boissons sucrées par trois et les produits lactés sucrés par huit sur les quarante dernières années, selon une étude du CRÉDOC[1]. Pendant le même laps de temps, la consommation de fruits a baissé de 17 % et celle des légumes frais s'est écroulée de 40 %. D'ailleurs, il n'y a aucun effet de marque pour les fruits et légumes. Seuls les annonceurs fortunés peuvent accéder aux spots télévisés vu le coût des écrans publicitaires. L'agroalimentaire consacre annuellement un budget de l'ordre de 1,5 milliard d'euros à sa communication publicitaire. À titre de comparaison, le budget de l'INPES (Institut national de prévention et d'éducation pour la santé) est de 8 millions d'euros, soit deux cents fois plus modeste !

Un organisme à réformer

Il est incroyable qu'en 2008 le BVP soit encore un organisme créé par des industriels et des publicitaires, qui établit sa propre charte de bonne conduite. Le BVP doit certes exister, mais sous une autre forme. Pour le moment, il s'agit d'une vaste usine à gaz.

Nous ne pouvons pas en vouloir aux annonceurs de tenter d'augmenter leur marge de vente. Mais nous dénonçons le BVP, son inaction, son hypocrisie, son manque de transparence avec ses membres qui n'appartiennent qu'aux professions industrielles et publicitaires et qui, en faisant leur cuisine entre eux, permettent de faire croire aux pouvoirs publics externes qu'ils ont légiféré. On peut se demander pourquoi le BVP ne veut surtout pas devenir un organisme officiel. Il évite ainsi les associations de consommateurs, les médecins, les

1. *Cahier de recherche*, n° 222, décembre 2005.

parents qui seraient susceptibles d'interdire le passage des publicités (entre autres pour les produits gras et sucrés), ce qui diminuerait les mannes financières. Et de là à penser que le BVP profite d'abord aux annonceurs et non aux consommateurs, il n'y a qu'un pas.

QU'EN EST-IL DES PROGRAMMES PUBLICITAIRES PENDANT LES PROGRAMMES DESTINÉS AUX ENFANTS SUR LES TÉLÉVISIONS ÉTRANGÈRES ?

• Au Québec, aucune publicité ciblant les moins de 12 ans n'est autorisée depuis 1978.

• En Suède, les publicités sont tout simplement interdites pendant les programmes infantiles.

• En Belgique et au Luxembourg, toute publicité est interdite dans les 5 minutes qui précèdent ou qui suivent les programmes pour enfants.

• Au Royaume-Uni, depuis le 1er avril 2007, les publicités pour des aliments particulièrement riches en sucres et en matières grasses sont prohibées dans les émissions des 4 à 9 ans et également avant et après. Cette mesure est étendue aux enfants de moins de 15 ans depuis le 1er janvier 2008.

• En Italie, les dessins animés ne peuvent jamais être interrompus par des placards publicitaires.

L'effort de quelques industriels sur les « tunnels publicitaires »

Seuls quelques industriels ont pris des mesures intéressantes sans y être contraints, ce qui est à leur honneur.

Ainsi certains acteurs des filières agroalimentaires ont pris l'initiative volontaire de ne pas diffuser de publicités durant les programmes pour enfants.

C'est le cas d'un fabricant de sucreries et autres pâtes à tartiner qui ne communique pas lorsque les moins de 10 ans représentent plus de 25 % de l'audience totale, d'une célèbre chaîne de fast-food qui a arrêté toute publicité concernant son menu enfant vedette durant les grilles télévisées destinées aux jeunes téléspectateurs ou encore d'un grand producteur de soda qui s'engage à ne plus faire de publicité dans les programmes destinés aux moins de 12 ans. Relevons enfin l'effort du syndicat professionnel représentant la filière du chocolat qui, depuis juillet 2007, s'est engagé à ne plus communiquer durant les programmes consacrés spécifiquement aux enfants.

Cela représente peut-être un petit pas pour le consommateur, mais surtout un grand pas pour la prévention. Il serait désormais bien que les géants de l'agroalimentaire s'entendent entre eux afin d'harmoniser leur politique de précaution à l'égard des enfants. L'âge devrait être harmonisé pour qu'effectivement tous les moins de 12 ans (âge à partir duquel on acquiert un plus grand pouvoir de discernement) soient épargnés.

Mais le chocolat, le Coca, les fast-foods ne figurent pas en tête des annonceurs vedettes des enfants. La palme d'or revient aux produits laitiers, suivis par les céréales du petit déjeuner. 60 % des spots trop gras et trop sucrés dénoncés par l'UFC Que Choisir en septembre 2006 provenaient de ces deux filières.

Le mode alimentaire

De l'héritage de nos ancêtres aux dérives actuelles

De la peur de ne pas se nourrir...

De tous temps l'homme a dû s'adapter à un environnement parfois hostile et l'alternance restriction – opulence alimentaire a pu contribuer à un formatage de notre cerveau.

L'alimentation du chasseur-cueilleur était très riche en graisses et en protéines animales. Il consommait la moelle des os, élément très énergétique. En outre, étant dans l'impossibilité de savoir ce que demain lui fournirait comme alimentation, notre ancêtre préhistorique mangeait plus que de raison lorsqu'il avait de quoi se nourrir. Certains troubles du comportement alimentaire contemporain à type de gavage, d'hyperphagie, de grignotage, trouvent peut-être leur genèse à cette époque.

La sédentarité qui s'instaure au Néolithique avec l'apparition des premiers villages (par exemple Jéricho il y a un peu plus de dix mille ans) permet à nos ancêtres de cultiver la terre et donc de développer la culture des glucides, notamment, nous l'avons vu, les féculents, et des légumineuses. Puis l'élevage a permis la consommation de lait. L'agriculture s'est développée, rendant l'homme particulièrement tributaire des aléas des récoltes, des épidémies, des famines. L'homme se dépensait plus, mangeait plus gras qu'actuellement mais s'épuisait plus vite. Au Moyen Âge, un homme de 50 ans passait pour un vieillard.

De grandes enquêtes épidémiologiques menées sur des cohortes de 300 000 hommes hollandais nés pendant la grande famine des années 1944-1945 ont montré la relation de cause à effet entre le manque de nourriture précoce (pendant la période de croissance fœtale) et l'apparition de cas d'obésité à l'adolescence. On a parlé de programmation nutritionnelle.

... aux peurs alimentaires

Nous sommes désormais dans un cycle de mutation de l'environnement, et non plus dans un cycle de lutte pour le pain quotidien. Or, nous l'avons évoqué plus haut, nous n'avons pas modifié notre patrimoine génétique depuis nos ancêtres des cavernes, alors que notre environnement, lui, a muté, surtout ces cinquante dernières années. En 1961, le nombre moyen de calories consommées quotidiennement par un Européen était de l'ordre de 2 300 ; on est passé en moyenne à 2 800 en 1998. Et la tendance est à l'augmentation.

Ce sont les générations de l'après-guerre qui ont pu bénéficier d'une accélération sans précédent des modes alimentaires. Avant, on se battait pour manger au jour le jour, désormais on doit gérer le trop-plein de notre société. Avant, on devait lutter contre le scorbut, la pellagre, le rachitisme, le kwashiorkor, le marasme. Aujourd'hui, on doit gérer les maladies de pléthore. Avant, on luttait contre les intoxications alimentaires. Aujourd'hui, on lutte contre les pesticides, les acides gras trans, les métaux lourds...

Notre alimentation est plus sûre grâce aux techniques de pasteurisation, d'appertisation, d'emballage, mais, en même temps, elle est de plus en plus manipulée. Désormais, les nouvelles peurs alimentaires proviennent de la vache folle, des OGM, de la grippe aviaire. Les conditions d'élevage commencent à inquiéter légitimement le consommateur. Par exemple, les poulets de base sont à croissance rapide, élevés en batterie sur 35 à 45 jours à raison de 22 à 25 poulets au mètre carré ! Leur alimentation est pour 50 % à base de céréales. Ce sont des volailles vendues bon marché. En revanche, les poulets de Bresse sont à croissance lente : obligatoirement élevés sur au moins 120 jours, ils s'ébattent en liberté à 5 par mètre carré. Et ils coûtent forcément plus cher !

Les dérives alimentaires chez les jeunes

Le modèle américain à la sauce française

On considère l'alimentation des jeunes comme fortement influencée par le mode alimentaire américain. Effectivement, les pizzas, les sodas, les jus de fruits et les smoothies sont des aliments très typiques de la tranche d'âge 15-25 ans. On mange d'ailleurs davantage de pizzas en France qu'en Italie, soit 3 milliards de pizzas par an, à savoir 10 kilos par an et par habitant, ce qui représente le double des Italiens.

Par ailleurs, les prises alimentaires hors repas se développent chez les jeunes, mais sans pour autant se substituer aux repas. Les Français, quelles que soient les tranches d'âge, restent attachés à la permanence des repas traditionnels pris en famille et à table. C'est le moment où la famille se structure, où l'on échange. Ce phénomène est valable sur l'ensemble de l'Hexagone et pour le dîner, mais tend à se modifier pour le déjeuner en raison des nouvelles contingences scolaires et professionnelles.

En outre, les prises alimentaires se simplifient suivant le modèle du plat unique. Mais ce phénomène, même s'il est présent chez 17 % des jeunes le soir, est surtout à relier à des disparités culturelles. Ainsi, les zones soumises à l'influence anglo-saxonne ou allemande sont plus sensibles à cette évolution actuelle.

Le petit déjeuner est moins consensuel car il est souvent sauté par les jeunes de la tranche 15-25 ans. Ils vont renoncer au modèle classique mis en place par les mères avec les céréales, les produits laitiers... On commence à consommer du café et on laisse tomber le chocolat chaud. Peut-être est-ce là une forme de rébellion ?

Quant aux goûts, ils varient selon le sexe. Les garçons privilégient les aliments énergétiques qui favorisent la quête de performance, physique ou intellectuelle. Ils apprécient les viandes (reproduisant inconsciemment le schéma traditionnel qui consiste à manger de la viande pour acquérir la puissance de l'animal), les pâtes, les pommes de terre. Les filles se distinguent par des goûts plus disparates avec une connotation minceur très probable. Les idées fausses (les féculents font grossir) sont légion dans cette catégorie crédule très influencée par la mode. On relève chez les filles une consommation importante de poisson, de fruits, de produits laitiers, mais également de chocolat.

Manger au cinéma

Plusieurs consortiums de salles peuvent séduire une clientèle jeune en proposant un prix de séance attractif, voire ridicule, *via* leurs cartes d'abonnement : le bénéfice viendra de la vente de friandises dont le pop-corn (3 euros en moyenne la portion) qui est non seulement l'ennemi du cinéphile mais surtout celui de la ligne. Par an, 2 500 tonnes de pop-corn sont ainsi consommées dans les circuits de divertissement, incluant aussi bien

LES JEUNES COUPLES ET LA CUISINE

Dans la maison, la cuisine reste un espace investi par les jeunes couples. C'est un espace à vivre et bon nombre de jeunes foyers cassent les cloisons pour faire une cuisine à l'américaine. Cela permet à celui ou à celle qui cuisine de participer aux échanges verbaux.

Le dîner est pris avec des horaires variables tant que le jeune couple n'a pas d'enfants. Ensuite, on se recadre en respectant des horaires de repas réguliers, ce qui sert de référentiel temporel pour la famille. Les enfants seront éduqués avec l'instauration d'une régularité dans les prises alimentaires. Dans 84 % des familles, on mange tous ensemble le soir, généralement à 20 heures et face à la télévision pour une majorité [1].

les parcs de loisirs que les cinémas. Les exploitants de salles réalisent en effet des marges bénéficiaires énormes sur le prix du pop-corn : pour 30 euros d'investissement dans un sac de 20 kilos de grains de maïs à éclater, un exploitant peut espérer faire au moins 600 euros de bénéfice sur la base de 450 portions.

La vente de confiseries dans ces multiplexes, associée au visionnage de publicités alimentaires en nombre conséquent avant chaque film, transforme les clients en hyperphages oubliant leurs signaux élémentaires de satiété, de faim. Il s'agit d'un problème d'autoperfusion alimentaire, d'autogavage. Les Anglo-Saxons évoquent le *binge eating disorder* qui est un trouble du comportement

1. CRÉDOC, *Consommation et Modes de vie*, n° 132, 30 janvier 1999.

alimentaire consistant à manger de petites quantités sur un temps étalé.

Le *binge drinking*

L'une des inquiétudes actuelles concerne la montée du *binge drinking* (soit le fait de se livrer à des excès d'alcool sur un laps de temps assez court) chez les jeunes. Ceux-ci sont sensibilisés très vite à la prise de boissons alcoolisées *via* les prémix, ou alcopops (boissons sucrées et alcoolisées à hauteur de 5 à 8 %, présentées dans des bouteilles de faible contenance – soit 25 à 35 centilitres – et sous des appellations incitatives). La combinaison alcool et jus de fruits trompe le consommateur en raison de l'apparente banalité et innocuité du mélange. Les jeunes minimisent donc ainsi leurs prises d'alcool car ils ne sont pas forcément soûls. Le mélange sucre-alcool est pourtant redoutable tant au niveau du risque lié à la conduite, y compris à vélo, qu'au niveau calorique avec une prise de poids assurée. Boire une canette de prémix équivaut à boire un ballon de rouge, ce qui fait moins fun pour un jeune !

Les Français de plus de 15 ans boivent plus de 55 litres de vin par an contre 100 litres au début des années 1960. Les jeunes quittent le modèle français représenté par la « boisson totem » (pour reprendre les mots de Roland Barthes) qu'était le vin pour s'orienter vers ces nouvelles pratiques privilégiant les boissons alcoolisées festives habillées dans des emballages séducteurs ou au nom tribal. Les jeunes s'approprient d'autant plus ces boissons qu'elles leur appartiennent, les plus âgés n'étant pas attirés par ces pratiques.

En outre, dans certaines grandes écoles françaises comme HEC, les « tonus » étudiants sont parrainés par des marques d'alcool qui servent gratuitement et à volonté des boissons alcoolisées, ce qui ramène à l'idée qu'on ne peut faire la fête qu'en s'alcoolisant obligatoirement. Il est indispensable de lutter contre le sponsoring généreux des soirées étudiantes qui a tendance à s'accroître.

La Grande-Bretagne, surnommée la « Binge Britain », est bien plus touchée que la France par ce phénomène. Les Britanniques ont tendance à s'alcooliser fortement le week-end et il n'est pas rare de voir des jeunes filles tituber complètement éméchées dans Londres ou d'autres grandes villes. 46 % des jeunes de 17 ans déclarent avoir consommé au moins une fois dans les trente derniers jours plus d'alcool que le maximum recommandé par l'OMS[1].

Le modèle alimentaire et le paradoxe français

Même si l'embonpoint et l'obésité gagnent du terrain en France, force est de constater que notre pays ne se porte pas si mal, quand on le compare à nos voisins européens. Preuve en est le positionnement de la France en ce qui concerne l'espérance de vie. Nous l'avons vu, il est l'un des meilleurs puisque nous ne sommes devancés que par le Japon. Notre espérance de vie est de l'ordre de 80 ans et augmente de trois mois par an en moyenne.

Le sandwich, ou *snacking*, gagne du terrain...

Si le hamburger ne représente que 1 % de la quantité d'aliments consommés par les jeunes de 15 à 24 ans, public privilégié de la restauration rapide, on constate une montée en puissance du sandwich dans la population générale. Le jambon-beurre est la star incontestée

1. *Le Quotidien du médecin*, n° 8225, 28 septembre 2007.

de la pause-déjeuner. En 2004, les Français ont mangé 1,16 milliard de sandwichs, soit 5,5 % de plus qu'en 2003. 22 % des actifs privilégient le sandwich. Il se vend tous les jours en France 1 million et demi de sandwichs.

L'un des bouleversements récents observés en France tient à la modification du temps octroyé à la prise alimentaire. Ainsi, en l'espace de vingt-cinq ans, on a rogné près d'une heure sur le déjeuner (42 % des Parisiens sautent même régulièrement le déjeuner), ce qui favorise la consommation de sandwichs et autres produits de restauration rapide. Les Américains parlent de *home meal replacement*, ce qui se retrouve en France avec l'arrivée dans les grandes villes d'établissements ouverts de 9 heures à minuit et proposant au consommateur urbain toutes sortes de sandwichs et autres boissons surprenantes. En outre, on travaille de plus en plus loin de son domicile, ce qui favorise la prise de repas hors de chez soi. 30 % des Parisiens mangeaient chez eux en 2005, contre 50 % en 1984. C'est donc une tendance très récente qui suit à retardement l'évolution américaine[1]. On peut parler de mangeur nomade, ce qui est une nouvelle tendance de notre époque.

... mais le modèle alimentaire français résiste

Classiquement, quand on parle de modèle alimentaire français, on pense à des repas structurés pris en famille à heures régulières. Et c'est vrai que ce schéma tend à résister malgré notre tendance à tout américaniser. Les études sociologiques ne notent pas encore de modifications substantielles de ce modèle malgré la simplification des prises alimentaires avec la tendance au plat unique, les 35 heures qui incitent à manger plus vite, sur

1. *Le Parisien*, 1er mars 2005.

le pouce devant son ordinateur ou en réunion. La montée en puissance des services de livraison rapide ou des plats préparés, même si elle est réelle, n'entraîne pas de renoncement au modèle alimentaire classique. Quant au grignotage, il est rassurant de constater qu'il n'augmente pas. En 2004, chez les adultes français, 93 % des apports énergétiques quotidiens étaient obtenus par l'entremise de trois repas principaux. Les résultats étaient identiques à ceux d'une étude sortie en 1999.

Le petit déjeuner garde une importance fondamentale. Les campagnes le promouvant afin d'éviter le petit creux de 11 heures sont même couronnées de succès. À force d'être répétés, les messages nutritionnels aboutissent à une prise de conscience effective. Si en 1999 86 % des enfants de 3 à 12 ans et 65 % des adolescents de 13 à 19 ans prenaient un petit déjeuner, ils étaient respectivement 91 % et 79 % à le faire en 2003. Les enfants en bas âge plébiscitent la boisson lactée au petit déjeuner puis les céréales. Les adolescents, surtout les filles, préfèrent les viennoiseries. En grandissant, les filles retrouvent le sens de l'équilibre alimentaire en privilégiant les fruits et les produits laitiers. Seuls 16 % des petits déjeuners contiennent les trois composantes prônées dans le cadre du PNNS, à savoir au moins un fruit ou un jus de fruit, un produit céréalier et un produit laitier. Ce sont les fruits qui restent le plus à l'écart de la table matinale avec une présence effective dans seulement 3 % des petits déjeuners des enfants et 4 % chez les adolescents. En revanche, 26 % des enfants et 29 % des adolescents prennent un jus de fruits. Les enfants de 7 à 9 ans sont la tranche d'âge qui sollicite le petit déjeuner le plus complet, à l'inverse des 40 à 60 ans qui sont seulement 7 % à prendre un petit déjeuner complet.

Les modes alimentaires en Europe

Les attitudes à l'égard d'une alimentation « saine » varient sensiblement d'un pays européen à l'autre. Ainsi, au Danemark et en Autriche, 50 % des consommateurs établissent leurs choix alimentaires selon le critère santé, mais ce chiffre tombe à 25 % en France, en Italie et au Luxembourg.

La part du budget des ménages européens consacrée à l'alimentation a considérablement chuté au cours des quarante dernières années, passant de 50 à 25 %. Par ailleurs, on consomme de plus en plus en dehors du foyer et la dégustation de plats traditionnels diminue fortement dans toute l'Europe.

La consommation de céréales a chuté de 25 % depuis quarante ans dans tous les pays européens et plus spécialement dans les pays méditerranéens comme l'Italie, l'Espagne et la Grèce. On consomme plus de viande mais également plus de légumes et de fruits, ce qui est une heureuse surprise, mais reste loin des préconisations de l'OMS (au moins 400 g de fruits et légumes par jour). En outre, il existe une nette différence Nord/Sud au niveau de la consommation de fruits et de légumes, au bénéfice évident du Sud. Les pays du sud de l'Europe consomment enfin beaucoup plus de graisses saturées que par le passé, ce qui traduit une homogénéisation des modes de consommation [1].

Les adultes respectent majoritairement les plages horaires fixes de repas. On continue de prendre le petit

1. *Santé et nutrition humaine : éléments pour une action européenne*, Société française de santé publique, coll. « Santé et société », 2000.

déjeuner entre 7 et 9 heures, le déjeuner entre 12 et 14 heures et le dîner entre 19 et 21 heures. De la même manière, si l'on prend une collation, on respecte des horaires à peu près fixes entre 10 heures 30 et 11 heures, et surtout entre 16 et 18 heures.

La durée du dîner reste fixe de 1995 à 2007, prenant environ 35 minutes en semaine et 42 minutes le week-end. Mais on mange plus seul qu'auparavant, à la manière des Américains. La tendance devra être surveillée au fil des années. Plus on progresse en âge, plus on mange seul, au petit déjeuner par exemple. Enfin 60 % des Français dînent et 43 % d'entre eux déjeunent face à la télévision [1].

Le paradoxe français

90 % des Français et des Américains partagent la conviction qu'il existe un lien entre alimentation et santé. Ce consensus s'effrite quant à la manière de concevoir le rapport entre le bien-manger et rester en bonne santé.

Les Américains vont privilégier les aliments « sans » et apparaissent beaucoup plus anxieux que nous face à la nourriture. Aux États-Unis, l'alimentation devient scientifique quant les Français privilégient la bonne franquette. Cela n'a pas fini de choquer nos cousins d'Amérique.

Un Américain trouve normal, quand il est invité, de prévenir la maîtresse de maison de ses préférences ou de ses interdits alimentaires, ce qu'un Français n'oserait jamais faire, sauf en cas d'impératifs médicaux. C'est peut-être là que résident le mal américain et le *french paradox*. Le bien-manger passe peut-être par le manger

1. CRÉDOC, *Consommation et Modes de vie*, n° 204, juillet 2007.

inconscient. Il vaut mieux privilégier le plaisir que de trop s'en faire en médicalisant à outrance la nourriture. Les Américains vont décortiquer les étiquettes nutritionnelles, traquant la répartition protéines, glucides, lipides, l'équilibre vitaminique et en oligo-éléments. Ils prônent l'hyperresponsabilité individuelle face à l'hyperchoix offert par la société moderne. Le consommateur est acteur.

Ainsi, aux États-Unis, l'obèse est considéré comme responsable de son état et doit l'assumer pleinement. On voit même des Américains revendiquer ouvertement ce choix de la différence.

En revanche, les Français ne regardent que peu les étiquettes, le temps moyen passé face au rayon étant de 54 secondes. D'une part, l'acheteur français est souvent pressé, d'autre part le choix d'un produit se fait d'abord sur le goût et non sur le prix ou le texte de l'étiquette [1].

Les Français mettent en avant le plaisir du repas partagé. Le bien-manger est essentiel pour eux. Si les Américains mangent pour eux, les Français font la cuisine pour les autres.

Les Américains considèrent comme normale la coexistence des consommateurs et de la publicité. Ainsi l'école est ouverte à la société de consommation par l'entremise des logos de marques généreusement affichés sur les rideaux des classes, à l'intérieur des gymnases, sur les murs des écoles. Les professeurs vont jusqu'à mettre la main à la pâte en distribuant des hamburgers à leurs élèves lors de journées annuelles nutritionnelles situées au sein même des fast-foods. Les directeurs d'école sont sollicités par des chaînes commerciales dites « éduca-

1. *Les Échos*, 23-24 juin 2006.

tives » qui, en échange de l'installation gratuite du matériel audio vidéo le plus perfectionné, vont obliger les écoliers à absorber deux minutes de publicité. Chaque spot publicitaire coûte 150 000 € à l'annonceur. C'est une fortune, mais il y a retour sur investissement sans problème.

Malgré des tentatives qui ont eu lieu à l'école primaire (on pouvait apprendre à compter grâce à un programme informatique ludique mettant en scène un petit garçon mexicain emblème d'une marque de gâteaux), la France résiste encore à ces intrusions. Pour combien de temps ?

Le mode alimentaire particulier des mormons

Les mormons se détournent des produits industriels, fument moins, boivent peu de café et pas de boissons à base de cola, ne mangent pas de viande plus de trois fois par semaine, consomment plus de fruits et de légumes, ainsi que davantage de céréales complètes que les autres Américains.

Résultat direct de ce mode alimentaire ? Les mormons ont une longévité accrue et propulsent leur État, l'Utah, en tête de l'espérance de vie américaine. En outre, ils développent moitié moins de cancers que leurs compatriotes.

L'agroalimentaire

Les Français obèses se sentent victimes des multinationales de l'agroalimentaire, qui représente désormais une force de frappe incontournable. On peut d'ailleurs se demander si le modernisme alimentaire ne va pas à l'encontre de l'intérêt du consommateur, même si les progrès industriels ont optimisé la sécurité alimentaire. Quelques chiffres évocateurs, qui peuvent donner le vertige, soulignent combien l'agroalimentaire pèse sur le consommateur. Surtout, par l'entremise de ces chiffres, on devine que celui-ci n'est plus libre car certaines informations lui sont volontairement occultées.

Au-delà du simple marketing, l'agroalimentaire va jusqu'à organiser sciemment des campagnes anxiogènes destinées à rendre incontournable un produit censé précisément calmer cette inquiétude. La démarche pédagogique cache le plus souvent une démarche mercantile. On vous tance sur le fait que vous ne vous souciez pas assez de votre taux de cholestérol qui peut être un problème sérieux, et justement il existe, par exemple, un yaourt ou une margarine qui « réduit votre cholestérol », c'est « scientifiquement prouvé ». Parmi les sources de frayeur exploitées par les géants de l'agroalimentaire, le cholestérol est d'ailleurs particulièrement prisé, la plupart des gens ignorant parfaitement leur taux de cholestérol et étant dans l'impossibilité de traduire leur bilan lipidique.

À chaque lancement de produit, les industriels ont à combattre la peur de consommer des aliments nouveaux (la néophobie) qui en provoque le rejet. Ils doivent être rassurants et se posent en protecteurs de la santé. Leurs discours sont tels qu'on finit par penser qu'il pourrait s'avérer dangereux de ne pas consommer le produit. Ils le présentent comme le seul à même de protéger efficacement le consommateur contre telle ou telle affection potentiellement dangereuse.

Dans ce contexte, le bio permet à certains consommateurs de se rassurer et de se sentir délivrés des groupes de pression industriels. Mais il faut avoir les moyens de se nourrir bio : le coût annuel de la culture des tomates sans insecticides s'élève en effet à 250 000 euros. Cela n'est pas précisé sur l'emballage, mais majore inévitablement le prix. Notre qualité sanitaire et alimentaire a un coût. Cultiver un produit de qualité implique un rendement moindre, une cueillette et un transport plus attentionnés [1].

La responsabilité probable de l'agroalimentaire dans le déclenchement de l'épidémie d'obésité aux États-Unis

Dans les années 1970, un programme d'aide alimentaire aux populations les plus défavorisées a été mis en place aux États-Unis sous la forme de bons alimentaires. Certaines données peuvent laisser penser que ce *Food Stamp Program* (FSP) serait impliqué dans l'épidémie d'obésité. Mais tous les médecins ne sont pas d'accord pour établir une telle corrélation.

Entre 1988 et 1994, on a mis en évidence que les adultes recevant les bons alimentaires avaient un IMC plus élevé que les personnes de même niveau économique n'ayant pas bénéficié du programme FSP, avec des variations selon l'origine ethnique, l'âge et le sexe [2].

Autre intervention de l'agroalimentaire qui s'est avérée nocive pour la santé des consommateurs : l'utilisation des excédents des stocks de maïs américain pour fabriquer des sirops de glucose-fructose (*high fructose corn*

1. *Capital*, n° 178, juillet 2006.
2. *J Am Diet Assoc*, 2006, vol. 106 (1), p.34-38.

syrup ou HFCS) qui possèdent un pouvoir sucrant largement supérieur au saccharose. Ces HFCS ont envahi les boissons sucrées américaines et autres desserts de type *donuts* (beignets) ou crèmes glacées. À titre comparatif, les sirops de glucose-fructose utilisés en France contiennent 5 à 30 % de fructose, contre 42 à 55 % pour ceux utilisés aux États-Unis [1].

Le fructose est un glucide dont le métabolisme particulier en fait un sucre peu hyperglycémiant, présentant donc un intérêt pour les diabétiques ou les gens en surpoids. En fait, il augmente significativement les triglycérides, ce qui peut être embêtant. Les choses se compliquent en fonction du mode de préparation. Ainsi, le fructose est moins sucrant que le saccharose dans le café chaud, mais il l'est davantage dans une crème glacée consommée à température ambiante. Il faut donc privilégier le fructose contenu dans les fruits, à cause de la présence de fibres, qui sera plus intérressant nutritionnellement parlant que celui contenu dans les jus de fruits et ces produits.

L'explosion des portions et des calories

On dit que la France serait en retard de dix à quinze ans sur les États-Unis en ce qui concerne le taux d'obésité, ce que contestent certains sociologues émérites tels Claude Fischler, auteur du célèbre livre *L'Omnivore*. Toujours est-il qu'aux États-Unis l'obésité continue de croître alors que le pourcentage de matières grasses a notablement diminué dans l'alimentation. Entre 1971 et l'an 2000, l'apport calorique moyen des Américains a augmenté de 6,9 % chez les hommes et de 12,5 % pour les femmes. Le

1. *Que Choisir*, n° 443, décembre 2006.

problème tient donc peut-être plutôt à l'augmentation conséquente des portions et des apports caloriques.

Des quantités sans rapport avec nos besoins

Les portions atteignent désormais des tailles incongrues, dépassant largement nos besoins alimentaires. Ainsi, un croissant parisien comptabilisait 250 calories dans les années 1970 pour atteindre 450 calories en 2008. En 1955, dans une célèbre chaîne de fast-food, la portion moyenne de frites apportait 210 calories ; elle est passée à 610 calories en 2004. En 1954, l'un de ses hamburgers apportait 202 calories, celui de 2004 en représente 310. En 1916, une bouteille de Coca équivalait à 79 calories, celle de 2004 en fait 194. Si le pop-corn distribué en 1950 dans les cinémas américains avait un niveau calorique moyen de 174 calories, en 2004 on frôle l'indigestion avec les 1 700 calories à absorber bruyamment et frénétiquement sous le regard courroucé des voisins. C'est le concept américain : *value for money*, que l'on peut traduire par « en avoir pour son argent ». On nous offre quatre litres de Coca pour le prix de deux, pourquoi s'en priver ? Mais il faudra bien le boire, notre génération n'appréciant pas le gaspillage car nos grands-parents nous ont appris à tout finir.

Une autre tendance lourde se vérifie depuis plus de trente ans aux États-Unis et depuis plus de vingt en France : la baisse relative du coût de la calorie glucidique et lipidique. Dans certaines familles à faible pouvoir d'achat, on estime que plus de 60 % de la ration calorique quotidiennement absorbée provient des graisses, sachant que 1 gramme de graisse apporte 9 calories et que l'on peut manger 600 calories en cinq minutes étant donné la densité énergétique particulièrement élevée des barres chocolatées, par exemple. Mais pour dépenser cet apport calorique de 600 calories, il faut courir sans interruption pendant une heure !

Des efforts qui n'en sont pas

La tendance actuelle à réduire la taille des portions sous couvert de participer à la campagne anti-obésité est surtout un tour de passe-passe permettant à l'industriel de majorer les prix au kilo sans rien laisser paraître. En effet, même si le poids de la portion baisse, la valeur calorique du produit ne diminue pas, elle. La densité énergétique demeure donc très élevée et les industriels doivent travailler à améliorer le goût en réduisant la teneur calorique. Le meilleur moyen pour cela consiste à baisser les lipides. Or, l'avantage des lipides réside dans leur palatabilité (le plaisir que l'on éprouve au palais quand l'aliment fond dans la bouche grâce à l'onctuosité du gras). Actuellement, en touchant aux graisses, on touche au goût et cela peut finir par rebuter le client. C'est toute la difficulté et l'enjeu actuel pour les industriels : faire un geste diététique en maintenant les ventes et, si possible, en les accentuant. Il faut donc que le goût soit au rendez-vous.

Les apports néfastes

Jour après jour, nous nous éloignons de la simplicité originelle pour aller vers des plats préparés enrichis en sel, en édulcorants, en huiles végétales dont les acides gras trans et autres substances barbares. Or la meilleure alimentation consiste à marier les aliments entre eux. La complexité des mélanges alimentaires est bien plus bénéfique que les mélanges orchestrés actuellement par l'agroalimentaire où le liant est obtenu par ajout de matières grasses. Il faut conserver nos traditions culinaires en sauvegardant les recettes traditionnelles.

Les informations nutritionnelles par portion

Regardez bien si les informations nutritionnelles par portion figurent sur les emballages des produits que vous achetez. Cela permet d'apprécier plus précisément les quantités que vous consommerez réellement. Classiquement, vous trouverez les détails nutritionnels pour 100 grammes, ce qui peut être une source d'erreur. Ceux-ci sont indiqués en kilojoules, l'unité internationale d'expression de l'énergie. Les médecins ont plutôt coutume d'utiliser les kilocalories, calories et kilocalories étant des termes similaires. 1 joule équivaut à 0,24 calorie.

Pour un plat principal, achetez un produit qui vous apporte au moins 300 grammes par personne. En deçà de ce poids, vous risqueriez d'avoir faim et donc de craquer en dehors des repas. En outre, parmi les ingrédients qui sont classés par ordre pondéral décroissant, il faut repérer deux éléments importants : les teneurs en protéines et en lipides. Choisissez un produit apportant 4 grammes de protéines aux 100 grammes, et au maximum 7 grammes de lipides aux 100 grammes (soit 21 grammes pour un plat de 300 grammes). Si le produit contient plus de protéines que de lipides, c'est encore mieux. Ne l'oubliez pas : 1 gramme de glucide ou de protéine apporte 4 calories, 1 gramme de lipide en apporte 9.

L'agroalimentaire n'a pas pour vertu de se substituer à notre savoir-faire ancestral. Si la simplification de préparation des plats grâce à l'industrialisation est un progrès dans notre société où l'on gère mal son temps, nous ne devons pas pour autant nous couper de nos racines, sous peine de voir se développer davantage de maladies sociétales comme l'obésité et de générer des troubles du comportement alimentaire.

Des substances à l'origine de peurs alimentaires

Pour illustrer notre tendance inquiétante à jouer à l'apprenti sorcier et à engendrer des peurs chez les consommateurs, prenons l'exemple des génotoxiques, nom barbare derrière lequel peuvent se cacher des bactéries, des virus, voire des produits chimiques issus de la pollution de notre milieu ambiant. On connaît désormais le lien entre alimentation et cancers. Dans la majorité des cancers, des facteurs génotoxiques véhiculés par l'alimentation vont induire des altérations de l'ADN, ce qui peut entraîner des tumeurs.

L'une des questions actuelles qui se posent est de savoir si l'on doit manger du poisson d'élevage ou du poisson sauvage.

Plus de 30 % des poissons (dont la quasi-totalité des saumons et des truites) consommés dans le monde proviennent de l'élevage. Les poissons d'élevage étant nourris avec des aliments à base d'huile végétale, leur teneur en acides gras et en oméga-3, caractéristique du poisson sauvage, est notablement réduite. L'intérêt nutritionnel majeur disparaît et donc l'effet protecteur attendu, spécialement au niveau cardio-vasculaire.

La condition *sine qua non* pour conserver une teneur en oméga-3 non négligeable chez les poissons d'élevage est de les nourrir quelques mois avant l'abattage avec un aliment à base d'huile de poisson, ce qui, évidemment, majore le coût économique. Or la crise majeure que connaît la pêche avec la raréfaction de la prise de poissons sauvages limite la fabrication d'huile de poisson et donc l'apport de ce nutriment aux poissons d'élevage. Ceux-ci sont souvent nourris avec des farines animales, ce qui diminue notablement leur intérêt nutritionnel. Ils doivent être nourris avec des sources protéiques d'origine végétale. C'est ce qu'on appelle l'aquaculture raisonnée.

Tous ces sujets d'inquiétude peuvent détourner des consommateurs de leur modèle alimentaire classique et insidieusement les amener à se diriger vers des plats préparés plus riches en calories, plus salés, mais qui leur paraissent plus sains.

Repenser l'alimentation animale

L'explosion de l'obésité prend en partie corps dans l'alimentation animale. Ce que l'on donne à manger à nos animaux a forcément des conséquences sur la santé du consommateur. Or l'alimentation animale a considérablement évolué au cours des quarante dernières années, avec un enrichissement important en acide linoléique (LA) sous forme de nourriture à base de maïs et de soja à la place de l'herbe. Cela a des répercussions sur le consommateur de produits animaux, qu'il s'agisse de l'enfant en bas âge comme de l'adulte.

Il est indispensable de repenser l'alimentation animale puisque, à l'autre bout de la chaîne alimentaire, on trouve l'homme. Il paraît aberrant qu'en 2008 les industriels de l'agroalimentaire ne prennent pas plus conscience du danger évident qu'il y a à jouer les apprentis sorciers en privilégiant le coût immédiat et la productivité par rapport à la sécurité alimentaire et à l'impact sur la santé à long terme.

Les acides gras trans

Quand on parle de graisses saturées, on prend souvent un air affolé, mais les acides gras trans sont pires pour la santé humaine. Il en existe deux sortes. Les acides gras trans d'origine naturelle se trouvent dans les produits laitiers et les viandes. La teneur en acides gras trans issus du bétail augmente selon le type d'alimentation fournie aux ruminants, par exemple l'herbe fraîche. Quant aux acides gras trans d'origine technologique, leur découverte remonte à plus d'un siècle : on a découvert qu'en chauffant de l'huile végétale poly-insaturée en présence d'hydrogène, on obtenait un corps solide. Cela était pratique à des fins de stockage et de commercialisation.

L'avantage apporté par ces acides gras trans industriels réside dans la stabilité à la chaleur, la palatabilité, c'est-à-dire le fondant, l'onctuosité. Aussi en retrouve-t-on dans nombre d'aliments. La plupart des margarines contiennent des acides gras trans ainsi que les huiles végétales partiellement hydrogénées. Les chips et les frites de la restauration rapide en sont pleines, ce qui incite certaines marques connues à communiquer sur le changement d'huile de friture. Beaucoup de repas rapides en contiennent ainsi que la plupart des produits commerciaux de boulangerie et de pâtisserie.

L'impact négatif des acides gras trans se fait sur le bilan lipidique qui va être altéré, avec augmentation du mauvais cholestérol (LDL-C) et baisse du bon cholestérol (le HDL-C). Le taux de triglycérides augmenterait également. Tout cela contribue à augmenter le risque cardiovasculaire avec risque de thrombose, c'est-à-dire de caillots dans les vaisseaux.

La France consomme moins d'acides gras trans que les Américains mais plus que l'Espagne et à peu près le même taux que les Allemands. L'origine animale des acides gras trans est prédominante en France, à la différence des Américains qui consomment essentiellement les produits issus de la transformation technologique.

Aux États-Unis, l'étiquetage des aliments indiquant leur teneur en acides gras trans est obligatoire depuis fin 1999. En France, l'Agence française de sécurité sanitaire des aliments (AFSSA) a émis des recommandations (en avril 2005) concernant la teneur en acides gras trans des graisses dites « cachées » dans les gâteaux fourrés, les céréales, les viennoiseries. La limite à ne pas dépasser est de l'ordre de 1 gramme d'acide gras trans pour 100 grammes de produit sous la forme prête à consommer. L'agence française recommande également de notifier sur l'emballage alimentaire la teneur en acides gras trans exprimée en pourcentage des acides gras totaux. Mais actuellement nous sommes loin des emballages clairs, lisibles avec une teneur en acides gras trans obligatoirement mentionnée.

Les oméga-6 et les oméga-3

Selon le baromètre santé nutrition 2002, 73,4 % des Français se disaient influencés par le facteur « santé » dans la composition de leur repas. Cela explique la brèche dans laquelle s'est engouffrée l'industrie de l'agroalimentaire et, entre autres, le succès des allégations concernant les fameux oméga-3. À regarder de près le prix de l'huile de colza (riche en oméga-3) et le prix au kilo des œufs enrichis en oméga-3, l'intérêt économique de l'agroalimentaire apparaît clairement. Les oméga-3 sont, la plupart du temps, un prétexte à majorer les prix. Par exemple, le surcoût pour enrichir l'alimentation des poules en oméga-3 revient à 1 centime supplémentaire par boîte de six œufs et sera répercuté en multipliant le prix habituel par deux. Ainsi, pour un œuf enrichi en oméga-3 vendu 44 centimes, 20 centimes correspondent à la marge du distributeur, 13 centimes à celle du producteur, et le surcoût d'ajout d'huile de lin riche en oméga-3 ne représente que 0,2 centime !

Depuis plusieurs années, on nous dit en France qu'il faut manger moins gras, en particulier dans le cadre de la prévention des maladies cardio-vasculaires et de l'athérosclérose, qui nécessitent de diminuer l'apport en acides gras saturés au profit des acides mono- et poly-insaturés (AGPIS). Notre alimentation s'est donc enrichie en acides gras insaturés, notamment en oméga-6, pour des raisons de coût, l'industrie agroalimentaire utilisant des quantités très importantes d'huile de tournesol ou de maïs, peu chères, dans ses préparations, au détriment des oméga-3. Or on sait que les acides gras poly-insaturés de la série oméga-6 favorisent chez l'animal la formation du tissu adipeux (ce qu'on appelle l'adipogenèse). Les acides gras poly-insaturés de la série oméga-3 s'opposent à cet effet. Ce problème semble également se poser pour l'être humain chez qui se produit au fil du temps une augmentation considérable, de l'ordre de 230 %, des AGPIS de la série oméga-6 (acide linoléique et acide arachidonique) avec, en parallèle, une diminution de l'acide alpha-linolénique (oméga-3). Ainsi, il n'est pas totalement exclu que les procédés d'industrialisation mis en place par l'agroalimentaire ces dernières décennies favorisent le développement excessif du tissu adipeux chez les nouvelles générations, et par là même contribuent à l'augmentation de l'obésité, spécialement chez les jeunes[1].

1. G. Ailhaud, *Cahiers de nutrition et de diététique*, 2007, vol. 42, p. 2.

En effet, les modifications qualitatives considérables qui ont eu lieu dans notre alimentation sont caractérisées par des excès d'acide linoléique (chef de file des oméga-6) qui aboutissent à la synthèse de l'acide arachidonique (ARA). Or, en l'espace de quarante ans, le pourcentage de l'acide arachidonique a quadruplé dans de nombreux aliments très consommés comme les viandes, les produits carnés et les volailles.

Pourquoi est-ce mauvais pour la santé ? L'acide arachidonique possède un puissant effet adipogénique, c'est-à-dire qu'il stimule la formation d'adipocytes à partir de cellules précurseurs baptisées pré-adipocytes. Ce processus est irréversible. Autrement dit, une fois qu'une cellule pré-adipeuse se transforme en cellule adipeuse, on ne peut plus revenir en arrière. On augmente par conséquent son capital adipeux.

Il serait donc nettement plus favorable pour l'état de santé de privilégier les produits contenant de l'huile de colza riche en oméga-3, d'autant que le déséquilibre oméga-6/oméga-3 peut également induire, dans les périodes pré- et post-natales, des éléments favorisant l'apparition ultérieure d'un surpoids, voire d'une obésité.

Le sucre

Les sucres ajoutés

En 1789, la consommation annuelle de sucre industriel (c'est-à-dire le sucre raffiné, non les féculents) était inférieure à 1 kilo par Français. Au début du XXe siècle, elle était de 17 kilos. Actuellement, elle atteint 36 kilos, ce qui nous situe au troisième rang européen [1].

---

1. *Votre diététique*, n° 86, août-septembre 2006.

Cette augmentation correspond au sucre ajouté par les industriels dans les aliments et les boissons (qui représente 82 % de l'ensemble des sucres rapides) et non à la consommation directe de sucre (18 %). Selon l'OMS, celle-ci (y compris les jus de fruits) ne devrait pas dépasser 10 % des apports caloriques journaliers. Or les enfants français ont tendance à accroître leurs apports en sodas et jus de fruits même s'ils restent largement en deçà des chiffres concernant les enfants américains. Quoi qu'il en soit, le problème semble tenir au fait que nous savons mal compenser l'apport énergétique que fournit une boisson sucrée par une diminution des apports alimentaires lors du repas suivant. Le cerveau humain paraît mal formaté pour adapter la prise alimentaire après l'absorption d'un liquide sucré parce que c'est une forme alimentaire qu'il ne comprend pas. Résultat : au bout du compte, on absorbe davantage de calories que si l'on ne buvait que de l'eau. Mais est-ce problématique de consommer du sucre en excès ?

D'après de nombreuses études, on est amené à penser que la consommation de glucides, donc des sucres en général, exercerait un effet protecteur contre l'obésité aussi bien chez l'adulte que chez l'enfant. La relation est inverse entre l'indice de masse corporelle et la consommation de sucre. Cela ne veut cependant pas dire qu'une alimentation sucrée protège de l'obésité mais plutôt que les habitudes alimentaires d'un mangeur exclusif de sucré sont moins portées sur les graisses qui sont plus caloriques.

Nous ne parlerons pas d'un sujet que nous ne connaissons pas et pour cause : l'intense lobbying des industriels de l'agroalimentaire auprès des hommes politiques. L'anxiété manifeste à conserver les parts de marché et à éviter les délocalisations doit conduire, nous le pressentons fortement, à des accords tacites du style « je te donne des voix pour ton élection et en échange tu me fiches la paix avec les taxes sur les produits gras et sucrés ».

Il y a quelques années, des articles publiés dans des revues prestigieuses concluaient à l'absence de lien entre le tabagisme passif et les cancers. En 2008, plus personne n'oserait avancer une telle contrevérité. On a su tardivement que des scientifiques (dont certains très prestigieux) avaient été achetés par l'industrie du tabac pour affirmer l'innocuité du tabagisme passif. L'absence de lien déclaré entre l'obésité et la consommation de sucre n'est-elle pas du même tonneau ?

Le Pr Philip James, de l'*International Obesity Taskforce* (IOTF), évoque l'accointance des stratégies employées par l'industrie agroalimentaire et l'industrie tabagique dans le but, non avoué, de plaire au maximum de consommateurs pour se les approprier et créer chez eux, si ce n'est une addiction, du moins l'habitude de consommer du sucré.

Le problème vient désormais du fait que le mangeur moderne veut retrouver une douceur sucrée dans la plupart de ses plats, y compris dans les plats exotiques qu'on enrichit en glutamate. Or, l'ajout de sucre dans l'alimentation ne produit pas le même effet que le sucre qui se trouve naturellement, par exemple, dans les fruits.

En cas de prise alimentaire répétée de produits sucrés comme les jus de fruits, les pics de glycémie se succèdent et induisent une réponse proportionnelle d'insuline qui peut aboutir à des hypoglycémies (d'où la sensation de malaise) que l'on contrecarrera par de nouvelles absorptions alimentaires.

LE « FLOU » ENTRETENU PAR L'AGROALIMENTAIRE FACE AU SUCRE

On focalise notre attention sur les graisses et le sel, mais on ne nous parle guère des sucres. Cela sert peut-être certains industriels... On peut du moins se poser la question car, si l'industrie agroalimentaire paraît prête à diminuer le taux de sel dans l'alimentation, il n'en va pas de même pour la teneur en sucre. Cela est valable en France comme chez nos voisins européens tels que la Grande-Bretagne où le lobby du sucre va jusqu'à se cacher derrière la *British Nutrition Foundation*, organisation qui diffuse des informations sur la santé censées être indépendantes. En fait, si l'on creuse un peu, on se rend compte que cet organisme « impartial » touche des fonds de grandes sociétés et qu'il s'agit donc plutôt d'un sous-marin des industries sucrières [1].

L'agroalimentaire s'arrange pour rendre illisibles les étiquetages concernant le sucre. Il faudrait davantage de transparence afin d'éviter les allégations nutritionnelles qui sont incompréhensibles sans décodage. Par exemple, les termes :

- « Faible teneur en sucres » : cela sous-tend que le produit ne contient pas plus de 5 grammes de sucres par 100 grammes.

- « Sans sucres » : le produit contient au maximum 0,5 gramme de sucres par 100 grammes.

- « Sans sucres ajoutés » : le produit n'est pas sans sucres, il contient le sucre du fruit, mais il n'y a pas d'ajout de sucre, ce qui concerne généralement les compotes et les jus de fruits.

- « Allégé » : tout produit indiquant un allègement en sucre doit justifier d'une réduction en sucre d'au

1. *Daily Mail*, 25 octobre 2007.

moins 25 %. Par exemple, la confiture classique est composée du sucre des fruits et du sucre ajouté lors de la fabrication. 100 grammes de confiture apportent ainsi 65 grammes de glucides. Une confiture allégée fera gagner deux morceaux de sucre par cuillerée à soupe.

Les produits laitiers, le corps médical et le sucre

Des liens étroits unissent les produits laitiers *via* le CIDIL (Centre interprofessionnel de documentation et d'information laitières) et le CERIN (Centre de recherche et d'information nutritionnelles). Nous nous garderons de toute critique concernant le professionnalisme indiscutable des médecins du CERIN, mais on peut s'étonner de l'existence de tels liens. Force est de consater que les dépliants du CERIN sont souvent axés sur l'utilité, à tout âge, de consommer des produits laitiers, ceux-ci étant une source non négligeable de glucides, donc de sucres. On peut également s'étonner de la fréquence des placards publicitaires de l'agroalimentaire en dernière page des *Cahiers de nutrition et de diététique*. Les articles de cette revue parlent souvent de lutte contre l'obésité et il est louable que les industriels fassent des efforts méritoires sur ce sujet, mais doit-on aller jusqu'à leur proposer un espace publicitaire pour s'autopromouvoir garants de notre santé ?

Enfin, il y a peu, lors d'un colloque médical sur l'obésité à Lyon, l'un des ateliers portait sur les efforts des industriels pour lutter contre ce fléau du XXIe siècle. La surprise de bon nombre de médecins fut grande quand ils assistèrent à la présentation d'une responsable d'un grand groupe alimentaire les incitant à prescrire l'un des produits « santé » de la marque supposés renforcer les défenses naturelles de l'organisme.

Ce grand groupe n'a d'ailleurs pas hésité à recruter des médecins, en particulier des nutritionnistes, faisant passer son service de marketing de la santé de 5 membres en 2002 à 55 en 2007. Les réserves émises par ces médecins sur certains produits contribuent à désamorcer les critiques des consommateurs et font ainsi gagner un temps précieux afin de mieux positionner le produit sur le marché [1]. En gagnant le soutien des médecins, il est plus facile d'avoir un effet levier sur les ventes. Ainsi, en Allemagne, 9 % des Allemands consomment le produit « santé » évoqué plus haut sur recommandation médicale. Les industriels n'hésitent pas à « sortir » leur produit alimentaire comme on le fait pour un médicament, en s'appuyant sur des résultats d'études cliniques, et à solliciter l'avis de l'AFSSA.

Le sel

La part de chlorure de sodium dans notre alimentation est trop élevée, en particulier dans les plats préparés. Ce n'est pas forcément le « sel » du hasard mais bien parce que cela peut permettre d'augmenter la soif et donc notre consommation d'eaux minérales ou d'eaux de source, de marques appartenant par le jeu boursier aux sociétés mêmes qui produisent les plats préparés.

Le sel est aussi largement utilisé par l'agroalimentaire car c'est un exhausteur de goût. Le problème des plats cuisinés est qu'ils sont souvent trop gras et favorisent donc la prise pondérale. Des marques connues comme Auchan, Carrefour se sont engagées depuis février 2007 dans une démarche qualité. La volonté affichée est de rendre moins salés, moins gras, moins sucrés et plus riches en glucides d'absorption lente et en fibres

1. *Le Parisien économie*, 19 novembre 2007.

alimentaires les produits de leur propre marque. Un observatoire de la qualité alimentaire est en cours de formation ; il s'assurera que les recommandations du PNNS sont suivies par l'industriel. Celui-ci pourra certainement, dans l'avenir, mentionner sur l'emballage cette démarche qualité reconnue.

Le sel gris

Certaines populations à la longévité accrue n'utilisent pas le sel blanc mais le sel gris, non raffiné. Le sel blanc est obtenu par raffinage, procédé permettant d'isoler le chlorure de sodium. On y ajoute des dérivés de l'aluminium afin de favoriser la conservation. Or l'aluminium alimentaire est très décrié puisque sa responsabilité est engagée dans certaines maladies dégénératives comme l'Alzheimer. Le sel gris contient du potassium qui permet d'aider à contrecarrer les effets hypertenseurs du chlorure de sodium. Ainsi l'utilisation de sel gris restreindrait les effets cardio-vasculaires délétères.

Un cadre légal trop complaisant

La responsabilité des gouvernements

Les stratégies nutritionnelles actuelles varient d'un pays à l'autre, ce qui permet à l'agroalimentaire de se frayer un chemin entre les brèches proposées par tel ou tel pays européen.

Une politique qui transcenderait les frontières en établissant des recommandations alimentaires européennes communes serait certainement plus efficace. Il existe des évolutions dans ce sens. Ainsi, l'article 153 du traité d'Amsterdam a appelé l'Union européenne à prendre en compte la protection du consommateur lors de la conception et de la mise en œuvre de toute politique ou activité. Toutes les allégations nutritionnelles et relatives à la santé ainsi que les nouveaux aliments entrent dans ce cadre. Par ailleurs, des directives communautaires européennes ont été adoptées sur la publicité, l'étiquetage nutritionnel, la sécurité alimentaire, les additifs, les pesticides et toute la législation vétérinaire.

Chaque État membre n'est donc pas libre de définir sa législation. Cela peut être bénéfique ou non en fonction du degré de pression économique exercée localement ou à l'échelle de Bruxelles. Le Danemark, qui avait sur certains points une politique sanitaire contraire aux intérêts économiques européens, a dû faire marche arrière sur certaines réglementations coercitives afin d'être en adéquation avec la libre concurrence.

Il faut que les gouvernements cessent d'être soumis au lobbying de l'agroalimentaire et osent une politique de promotion des fruits et des légumes par le biais de plages publicitaires gratuites et, comme le font les Finlandais, par la mise en place d'un dispositif national consistant à distribuer gratuitement des fruits et des légumes dans les zones défavorisées. On peut aussi évoquer la Suisse où les fruits ont remplacé les barres chocolatées et autres viennoiseries dans les distributeurs des collèges et des lycées. Il faut davantage peser sur les stratégies des industriels en leur imposant des normes nutritionnelles plus sévères et en les obligeant à rendre lisible leur étiquetage et à supprimer les allégations nutritionnelles sans intérêt.

Les allégations nutritionnelles inutiles

La mention des valeurs nutritionnelles sur un emballage n'a aucun caractère obligatoire, elle relève du fabricant et de son bon vouloir, ce qui accentue la confusion du consommateur en mal d'équilibre alimentaire au moment des achats. Pensant bien faire, certains d'entre nous cèdent à l'appellation « allégé » et, malheureusement, se fourvoient. Un produit est dit « allégé » s'il apporte une réduction calorique de 30 à 40 % par rapport au produit initial. Même si aucune indication relative à l'amaigrissement ou au régime n'est admise sur les emballages, les acheteurs de ces produits sont en majorité persuadés qu'en mangeant allégé ils vont perdre du poids et, lorsqu'ils consultent leur médecin, déclarent qu'ils ne comprennent rien, qu'ils mangent diététique et allégé et que, malgré cela, ils n'arrivent pas à perdre de poids ou, pis, qu'ils en prennent.

Prenons un exemple de produit allégé peu intéressant et à éviter : le chocolat allégé. L'allègement porte sur le taux de sucre. Une partie du saccharose est remplacée par des polyols, des sucres apportant moins de calories. Mais, avec saccharose ou avec polyols, le goût du chocolat serait de toute façon nettement moins bon si l'on n'avait pas ajouté de matières grasses dans sa composition (cacao et beurre de cacao), ce qui classe le chocolat allégé quasiment au même niveau calorique qu'une plaque de chocolat basique ! Ainsi, il ne présente aucun intérêt d'un point de vue nutritionnel. Autant se faire plaisir avec un vrai bon chocolat !

Quant aux yaourts aux fruits, il faut savoir qu'un pot comporte au plus 15 % de fruits. Un yaourt aux fruits ne présente pas le même intérêt nutritionnel qu'un fruit. Il sera plus intéressant nutritionnellement parlant de combiner la prise d'un yaourt avec un fruit coupé en morceaux ou une compote sans sucre ajouté. Certains pensent répondre aux objectifs nutritionnels actuels (mangez cinq fruits et légumes par jour) en consommant des yaourts aux fruits, mais ils n'atteignent malgré tout pas leur quota ou ils multiplient la prise quotidienne de yaourts et donc de calories, tout en pensant bien faire...

75 % des Français consomment peu de fruits et légumes par jour, soit moins de 1 par jour. Seulement 10 % en consomment 5 par jour[1].

Enfin, s'agissant des allégations nutritionnelles relatives aux graisses, la mention « faible teneur en graisses » ou « allégé » ne peut être apposée que si le produit ne contient pas plus de 3 grammes de matières grasses pour 100 grammes, ce qui signifie pas grand-chose pour le consommateur. L'exemple même de la fumisterie commerciale reste les chips dites « allégées ». Leur teneur en glucides est légèrement augmentée tandis que leur teneur en lipides est réduite, atteignant 25 à 30 % du produit contre 30 à 35 % pour les chips traditionnelles. La différence calorique obtenue reste faible, de l'ordre de 50 calories pour 100 grammes. Autant garder le plaisir occasionnel des chips classiques, plutôt que croire que l'allègement proposé peut participer à l'équilibre pondéral. L'allègement d'un aliment de base très gras n'a que peu d'incidence sur la valeur énergétique finale.

---

1. *Libération*, 26, 27 et 28 juillet 2007.

Les efforts de quelques géants

Le PDG d'un géant de l'agroalimentaire suisse a établi comme objectif prioritaire de sa société la lutte contre la malbouffe. L'entreprise doit devenir une *wellness company*. Le but avoué, et qui est assez osé, est de certes améliorer la qualité de vie des gens mais également de la prolonger. Cela en fait des futurs consommateurs dont le nombre va croître sensiblement. Ce PDG est clairvoyant, même s'il raisonne en businessman. De toute évidence, une multinationale a intérêt à préserver la santé de ses consommateurs pour les fidéliser et ainsi faire monter son cours boursier.

Depuis 2000, toutes les recettes des produits du groupe ont été progressivement modifiées sans que le consommateur perçoive de différences au goût. Les céréales ont été allégées de 10 % en sucre, les saucisses ont perdu 15 % de matière grasse, tandis que les soupes recevaient 10 % de sel en moins. Effort louable qu'aucun nutritionniste ne niera.

L'allègement des barres chocolatées est plus difficile à percevoir puisqu'il n'y en a pas eu si ce n'est que la taille des barres a bel et bien été diminuée (mais pas le prix !). Quand la politique d'allègement rencontre l'économie obtenue par l'entreprise, les actionnaires sont très heureux et ils en redemandent.

Toujours dans une pensée nutritionnelle émérite, le groupe s'est séparé de raviolis et de plats préparés un peu trop caloriques et a racheté la branche nutrition d'un grand laboratoire pharmaceutique ainsi que les fameux petits pots, numéro un des ventes pour bébés américains. Il a aussi acquis outre-Atlantique le concurrent d'une célèbre marque de centres diététiques (600) qui commercialise des plats allégés.

Un grand groupe français s'est également séparé de ses branches caloriques, qu'il s'agisse de boissons, de sucreries ou de biscuits. Son PDG a d'ailleurs clairement exprimé le recentrage santé récemment effectué : « Nous croyons [...] que l'alimentation joue un rôle primordial pour favoriser le bien-être et la santé de chacun. Pour nous, l'industrie agroalimentaire fait donc partie des acteurs qui ont un rôle à jouer en matière de santé publique. C'est cette certitude qui nous conduit à rechercher en permanence l'amélioration de la qualité nutritionnelle de nos produits, à investir dans la recherche et à développer des programmes d'information et d'éducation pour promouvoir l'activité physique et une alimentation équilibrée. » Les cinq mots d'ordre du groupe sont ainsi l'équilibre, le plaisir, la variété, la convivialité et l'information des consommateurs. Il n'y a rien à redire : quand les intérêts des industriels rencontrent ceux des consommateurs, tout va bien. Mais c'est quand même l'action boursière qui parle en priorité.

Après le yaourt qualifié de « geste santé du matin », le groupe propose le yaourt « geste beauté » qui est la porte d'entrée dans la *cosmetic food*. La force de ce yaourt serait de révéler la beauté interne en nourrissant la peau de l'intérieur. Pour cela, on a ajouté à un yaourt de l'huile de bourrache, des polyphénols, du thé vert également riche en polyphénols et de la vitamine E (un antioxydant dont l'effet bénéfique *via* une supplémentation est fortement remis en cause). Sur six mois et à raison de deux pots par jour, vous obtiendrez une réduction substantielle de 22 % de la perte en eau cutanée selon une étude de l'industriel (boire de l'eau est quand même la première chose à faire et largement plus économique). Cela représente au final une facture de 180 euros si l'on se fie au prix moyen du pack de quatre yaourts. Et l'apport calorique est de 200 calories par jour avec deux yaourts. Nous ne sommes pas dans le *light* [1] !

PRODUITS DE MARQUE ET PREMIERS PRIX

Selon une enquête parue en 2007 dans les *Cahiers de nutrition et de diététique*, les produits de marque nationale sont vendus deux fois et demie plus chers que les aliments premier prix et, contrairement à ce que certains ont pu affirmer, ceux-ci n'apportent pas plus de graisses ni de valeur énergétique que les autres. Cela s'explique par le fait que les marques premier prix appartiennent parfois et même souvent aux mêmes groupements industriels que les produits de marque. Ainsi, un fabricant unique peut vendre un produit bon marché sans marque et un autre de qualité sensiblement identique au niveau nutritionnel à un prix plus élevé. Ce ne sont pas les graisses ou les sucres qui coûtent cher, mais les protéines. L'ajout d'un gramme de protéines pour 100 grammes de produit coûte au consommateur environ 0,31 euro de plus au kilo[2].

1. *Sciences et Avenir*, n° 50, juin 2007.
2. N. Darmon, *Cahiers de nutrition et de diététique*, 2007, vol. 42, n° 1 ; *Que Choisir*, n° 438, septembre 2006 ; *60 millions de consommateurs*, n° 413, février 2007.

Troisième partie

La prise en charge

On optimise la prise en charge en communiquant avec son patient et en lui expliquant les choses en termes simples. Le médecin fait le tri. Le patient attend une expertise qui l'aide à s'y retrouver et lui permette de ne pas s'égarer dans la masse d'informations nutritionnelles souvent contradictoires auxquelles il a accès et qui induisent des comportements anarchiques. Les gens ne sont pas dupes, ils savent au fond d'eux-mêmes qu'aucun résultat ne peut s'obtenir sans un minimum d'effort et de constance.

Comprendre comment ça marche

La gestion du poids à long terme passe évidemment par la compréhension des différentes modalités d'action de la cellule adipeuse. Un médecin qui occulte cela passe à côté d'une dimension essentielle et ne rend pas service au patient. Ramener la perte de poids d'un patient en surcharge ou en obésité à une simple question de volonté est désormais inepte du fait du renouvellement de nos connaissances sur le tissu adipeux. Et chaque semaine qui passe apporte sa pierre à la complexité de la problématique adipeuse.

Le rôle précurseur de Lamarck

Si les travaux de Darwin furent essentiels pour comprendre l'évolution lente des espèces, rendons grâce à Lamarck qui, le premier, a évoqué une possible transmission de caractères acquis d'une génération à une autre. L'obésité paraît être l'exemple même de cette faculté d'acquisition. La quatrième loi de Jean-Baptiste Lamarck, écrite en 1816, est essentielle pour comprendre l'émergence de cette maladie des temps modernes : « Tout ce qui a été acquis, tracé ou changé dans l'organisation des individus, pendant le cours de leur vie, est conservé par la génération et transmis aux nouveaux individus qui proviennent de ceux qui ont éprouvé ces changements. »

S'adapter à un milieu pas toujours favorable entraîne une modification de nos besoins. Cela induit de nouvelles habitudes, y compris alimentaires. Vivre dans un environnement parfois hostile engendre des modifications dans l'organisme qui peuvent aller jusqu'à la disparition d'un organe (comme c'est le cas pour le cinquième orteil qui s'atrophie de plus en plus). Les famines, et donc les restrictions alimentaires, ont contribué à sélectionner des individus au potentiel exacerbé de stockage des graisses, ce qui a pu aboutir à des anomalies de programmation fœtale. Les périodes de manque alimentaire au stade fœtal peuvent entraîner chez l'adulte une plus grande aptitude à développer un diabète ou une obésité, entre autres.

La faculté plus ou moins grande de pouvoir stocker de l'énergie sous forme de graisses dans nos cellules adipeuses pourrait ainsi être plus facilement transmise aux générations suivantes par un processus inexorable. Il n'y a plus de retour possible, il s'agit d'une fuite en avant.

Le tissu adipeux

La répartition des graisses selon l'âge et le sexe

La masse grasse va en diminuant : de 24 % du poids total du corps à 1 an, elle passe à 18 % à l'âge de 5 ans [1]. Chez les enfants des deux sexes de moins de 5 ans, la graisse se situe plutôt au niveau abdominal (on la qualifie de « graisse androïde ») et plus bas chez ceux de 5 à 13 ans

1. M. F. Rolland-Cachera, *Méd. Sci* 1998, vol.14, p. 938-943.

(on parle alors de « graisse gynoïde »). Après 13 ans, les dépôts graisseux sont différents selon le sexe. Un homme de poids dit normal possède moins de 15 % de masse grasse, tandis qu'une femme sans problème de poids peut en avoir 25 %. Chez l'homme, la graisse est essentiellement localisée en intra-abdominal, tandis que chez la femme elle est superficielle et se situe dans la région glutéo-fémorale (en clair, il s'agit de la fameuse culotte de cheval).

La répartition de la graisse est donc un trait spécifique au sexe. Le dépôt adipeux stocké dans les organes viscéraux est un réservoir rapidement mobilisable d'énergie pour l'organisme. C'est un mécanisme qui a été très utile pour l'homme chasseur à l'époque où des substrats énergétiques immédiatement disponibles lui permettaient de faire face à des efforts physiques soutenus. L'homme moderne prend du ventre car il n'a plus à développer autant d'efforts physiques. Quant aux dépôts graisseux féminins situés sur les cuisses et les fesses, ils sont difficilement mobilisables sauf pendant les phases tardives de la grossesse et pendant l'allaitement. L'amaigrissement ne peut donc être de la même amplitude chez l'homme et chez la femme.

L'importance de notre stock adipeux

Nous possédons en moyenne 35 milliards de cellules adipeuses (les adipocytes), qui composent le tissu adipeux. Chez l'adulte, il s'agit essentiellement de tissu adipeux dit « blanc ». À la naissance, nous possédons du tissu adipeux brun, comme les autres mammifères. Largement pourvu de mitochondries, il permet, contrairement au tissu adipeux blanc, de brûler facilement l'énergie stockée. Il est ainsi très utile aux animaux qui hibernent, disposant ainsi d'une réserve d'énergie progressivement délivrée au cours de la phase de repos. Le tissu adipeux brun a donc un pouvoir anti-obésité et, selon certains travaux datant des années 1980, les sujets minces disposeraient de davantage de tissu adipeux brun que les sujets gros. D'autres travaux évoquent l'idée que l'abondance de ce tissu chez les bébés leur permettrait d'acquérir la notion de satiété et de contrôler le rythme des repas [1].

Le tissu adipeux se développe *in utero*. Son apparition a lieu au cours du deuxième trimestre de la vie fœtale et s'accentue au troisième trimestre. La formation de cellules adipeuses peut se faire ensuite toute la vie durant. La faculté pour des cellules pré-adipocytaires de se transformer en cellules adipeuses est toutefois particulièrement élevée pendant la prime enfance (avant l'âge de 1 an) et à la puberté. Ce sont deux périodes où le corps humain a des besoins accrus en énergie pour faire face à la croissance extraordinaire que connaissent certains organes.

Jusqu'à l'âge de 5-6 ans, le tissu adipeux augmente par multiplication des cellules adipeuses (hyperplasie). Plus l'obésité s'installe précocement dans la vie (à cause d'un poids de naissance supérieur à la normale, d'une prise de poids exagérée de la mère pendant la grossesse ou d'une alimentation exagérément riche en protéines), plus l'adulte obèse aura un nombre important de cellules adipeuses.

La multiplication des adipocytes est, nous l'avons vu, un processus irréversible. Mais quels sont les mécanismes qui signalent à des cellules indifférenciées (elles n'ont pas encore de rôle dévolu, elles sont dormantes)

---

1. J. Himms-Hagen, D. Riquier, « Brown adipose tissue », in *Handbook of Obesity*, New York, Marcel Dekker, 1997.

qu'il faut se transformer en cellules adipeuses ? On parle de stimuli adipogéniques, des agents allumeurs de la transformation de pré-adipocytes en adipocytes.

Un exemple de stimulus adipogénique : les acides gras

Il existe un lien entre un régime hyperlipidique et la formation excessive d'adipocytes, cela est établi[1]. Ainsi les acides gras eux-mêmes vont stimuler la formation de nouvelles cellules adipeuses, et certains types d'acides gras sont particulièrement incriminés. On évoque la responsabilité des acides gras polyinsaturés de type oméga-6, en particulier l'acide arachidonique. L'industrie a eu tendance à déséquilibrer notre rapport oméga-6/oméga-3 au profit des premiers, nous l'avons vu.

L'une des causes de l'obésité infantile pourrait tenir à un excès d'apport en oméga-6 favorisant une formation accrue d'adipocytes. Les laits maternisés seraient ainsi en cause. Le rôle important que joue l'allaitement maternel dans la prévention de l'obésité infantile est d'ailleurs souvent souligné dans la littérature médicale (de façon optimale dans les six premiers mois de la vie). La quantité mais également la qualité des lipides proposés aux consommateurs, y compris les plus petits, sont donc importantes.

1. G. Ailhaud, *J Lipid Res*, 1994, vol. 35, p. 930-937.

Le tissu adipeux blanc et les adipocytes

Quand on évoque le problème pondéral, on parle du tissu adipeux blanc qui a pour rôle spécifique de stocker les acides gras sous forme de triglycérides et de les libérer dans la circulation générale en fonction des besoins énergétiques de l'organisme. Le tissu adipeux blanc est essentiellement formé des adipocytes qui possèdent une grande poche appelée « vacuole » permettant le stockage des triglycérides. Le tissu adipeux blanc se répartit en tissu adipeux sous-cutané superficiel et en tissu adipeux profond autour des viscères.

L'adipocyte est une cellule réservoir d'énergie capable de rendre cette énergie disponible malgré le caractère très aléatoire des apports alimentaires. Grâce à l'adipocyte, l'espèce humaine a pu survivre. En cas de restriction alimentaire, l'adipocyte libère l'énergie qu'il contient en changeant de taille. Malheureusement, notre monde moderne occidental nous fournit, plus qu'il n'en faut, de quoi stocker. Notre tissu adipeux se trouve donc en quelque sorte engorgé car il n'a plus de période de jeûne pour évacuer le trop-plein. Et accumuler des adipocytes en excès est délétère pour notre santé. Le fait que les Américains voient leur espérance de vie commencer à ralentir, voire à décroître selon les dernières tendances, semble corroborer ces hypothèses.

Le rôle essentiel des adipocytes

Depuis le début des années 1990, notre vision parcellaire du rôle des adipocytes a été mise à mal. Ces quinze dernières années, une véritable révolution conceptuelle a permis d'identifier de multiples activités sécrétoires émanant du tissu adipeux. Cela révèle la polyvalence des cellules graisseuses. Ainsi les adipocytes participent au métabolisme des sucres et des graisses, à la régulation de l'appétit et de la balance énergétique, au remodelage du tissu adipeux, au recrutement de nouvelles cellules graisseuses, au fonctionnement des vaisseaux, à la régulation de la pression artérielle, à l'immunité, aux processus inflammatoires, à la coagulation, à la sensibilité à l'insuline, et autres actions encore inconnues au moment de la rédaction de ce livre.

Les adipocytes sont, comme les autres cellules, soumis à des facteurs génétiques, ce qui explique qu'ils auront un impact différent sur la santé de deux individus ayant une même masse grasse. Deux individus pesant le même poids ne stockent pas les graisses aux mêmes endroits.

Le rôle majeur du tissu adipeux viscéral doit être pris en compte même s'il ne représente que 5 à 20 % du tissu adipeux total. Si ce n'est pas un lieu de stockage physiologique très important comparativement au tissu adipeux périphérique, sa localisation essentielle en amont du foie lui fait jouer un rôle fondamental dans les altérations rencontrées par la cellule hépatique. Cela peut même provoquer des inflammations de celle-ci et des perturbations de la production de glucose par le foie tout comme des anomalies de production des triglycérides. Une personne présentant une répartition abdominale des graisses sera donc davantage concernée par ces complications qu'une personne de même poids mais au ventre plat.

Les adipokines

Les molécules produites par les adipocytes sont appelées « adipokines » et peuvent avoir un statut d'hormones. Des études récentes établissent un lien entre certaines adipokines et l'apparition de cancers à fréquence particulièrement élevée comme ceux de la prostate, du sein, du rein, du pancréas, de l'œsophage et les adénomes colorectaux à gros risque de transformation cancéreuse. Lorsqu'il est en excès, le tissu adipeux viscéral produit un excédent d'adipokines agressives, appelées « offensives », qui majorent le risque de complications métaboliques, cardio-vasculaires et cancéreuses. D'après le *World Cancer Research Fund* (WCRF), la relation entre excès de poids et risque global accru de tumeurs malignes est établie de façon significative [1]. On estime que les Américains obèses ont un risque de décès par cancer majoré de 33 % et les Américaines de 55 % par rapport à des sujets de poids moyen. Les projections actuelles sont que d'ici à 2030 le nombre de personnes atteintes de cancer dans le monde aura doublé [2].

Le contrôle optimal du poids au cours de la vie est donc un objectif essentiel. Il convient d'éviter toute prise de poids importante car les adipocytes en excès stockeraient davantage d'agents carcinogènes solubles dans le gras. Ces carcinogènes seraient ensuite libérés dans la circulation générale créant un risque de dégénérescence plus élevé.

---

1. WRCF, *A Global Perspective*, 1997.
2. WRCF, *Food, Nutrition, Physical Activity and the Prevention of Cancer : a Global Perspective*, 2007.

Deux exemples d'adipokine

• *La leptine*

En 1994, la découverte d'une hormone appelée « leptine », du grec *leptos* (« minceur »), a contribué à la compréhension du potentiel sécrétoire des adipocytes et ainsi à envisager le tissu adipeux sous un autre angle. La leptine tient en permanence le cerveau informé de l'état des réserves énergétiques, donc de la réserve en adipocytes. Le lien entre le système nerveux central et l'adipocyte était ainsi établi.

Les grands adipocytes contiennent davantage de leptine que les petits et les adipocytes du tissu adipeux sous-cutané en contiennent plus que les adipocytes du tissu adipeux viscéral. En cas de stress, les adipocytes profonds du tissu adipeux viscéral peuvent fournir une source d'énergie rapidement mobilisable. La leptine exerce un rôle clé dans l'équilibre énergétique. Elle est un facteur de satiété. Elle joue également un rôle dans l'installation de la puberté, la fertilité, le contrôle de la pression artérielle, la masse osseuse et bien d'autres actions pour certaines encore ignorées.

• *L'adiponectine*

Une autre hormone appelée « adiponectine » a renforcé le statut réel de l'adipocyte qui est bien celui d'une cellule endocrine. L'adiponectine est un facteur essentiel de protection contre les pathologies cardio-vasculaires et également contre le diabète de type 2.

Plus le sujet est gros, moins il possède d'adiponectine, ce qui fragilise l'individu, moins bien armé pour se défendre contre les affections cardio-vasculaires et diabétiques. Le tissu adipeux viscéral à l'état normal est riche en adiponectine, mais, en excès, il tend à inhiber la production de celle-ci par un mécanisme encore incompris.

Des découvertes permanentes pour un même constat

Il ne se passe pas un mois sans que l'on découvre une nouvelle molécule (autotaxine, visfatine, apeline, omentine) qui vient enrichir notre connaissance de l'obésité et nous interpelle quant à la complexité des questions qui restent en suspens. Les substances découvertes ont-elles une action locale, une action pro-inflammatoire, une action synergique, une action contribuant à l'apparition des comorbidités (ou complications associées) de l'obésité ?

On a mis en évidence depuis peu que le tissu adipeux n'est pas uniquement constitué d'adipocytes mais pour un tiers par ce que l'on appelle la « fraction stroma-vasculaire » (pré-adipocytes, fibroblastes, macrophages) dont la fonction a été sous-estimée. Cette fraction stroma-vasculaire (FSV) fabrique également des substances diverses aux multiples implications. Elle exerce un vrai dialogue entre la cellule adipeuse et son environnement, soit immédiat (autres cellules adipeuses, fraction stroma-vasculaire), soit distant (muscle squelettique, foie, pancréas, système nerveux central). Ce dialogue permanent augure d'intrications tellement étroites entre le tissu adipeux et d'autres organes plus distants qu'il rend compte des complications multiples que peut engendrer un excédent pondéral.

Être en surpoids, ce n'est pas seulement compter des cellules adipeuses en excès (un simple réservoir énergétique mobilisable selon nos besoins), mais c'est aussi s'exposer à des complications qui s'installeront progressivement, au fil du temps et non du jour au lendemain.

Les adipocytes et l'obésité

L'obésité, une maladie chronique inflammatoire

Les cellules adipeuses fabriquent une multitude d'hormones mais aussi d'agents inflammatoires. Il faut donc désormais considérer l'obésité comme une maladie chronique inflammatoire au même titre que le diabète[1]. Cette considération repose sur le fait que les sujets obèses présentent une augmentation chronique mais modérée des taux circulants de certains agents inflammatoires, eux-mêmes associés à une élévation du risque de maladies cardio-vasculaires. Dans la prise de sang, cela se manifestera par une augmentation de la vitesse de sédimentation (VS) et des protéines inflammatoires comme la protéine C-réactive (CRP). Au fil des années, on découvre de plus en plus de molécules incriminées dans l'inflammation.

On peut aller jusqu'à écrire que l'obésité est une maladie inflammatoire chronique d'origine alimentaire. Elle semble liée à de mauvais choix alimentaires. Cette inflammation va se développer sur des années, agissant sur une multitude d'organes. Comment la réduire ?

Par la mise en place d'une alimentation moins grasse, on peut tendre vers une diminution de cette inflammation. Par l'amaigrissement, on peut également faire régresser les marqueurs inflammatoires circulants et améliorer l'inflammation locale du tissu adipeux. Cette diminution du profil inflammatoire est à mettre en paral-

1. G. S. Hotamisligil, « Adipose expression of tumor necrosis factor alpha : direct role in obesity linked insulino resistance », *Science* 1993, vol. 259, p. 87-91.

lèle avec la diminution du risque cardio-vasculaire lors de l'amaigrissement.

Les anomalies inflammatoires décrites pourraient faire le lien avec l'asthme, pathologie souvent rencontrée chez l'obèse[1].

Les interrogations actuelles sur l'adipocyte

En 2008, nous sommes désormais conscients de la complexité du tissu adipeux. La gravité de l'état de santé de certains individus obèses soulève la question de la disparité de fonctionnement de cette glande endocrine. La prédisposition génétique variable selon les êtres intervient vraisemblablement. Cependant, on en arrive à se poser des questions sur l'adipocyte et sur notre mode alimentaire.

Qu'est-ce qui allume l'inflammation dans le tissu adipeux du patient obèse ? Existe-t-il un lien entre un régime riche en graisses, l'inflammation, le diabète et l'obésité ?

On a souligné qu'un régime riche en graisses provoquait chez la souris une modification de la flore bactérienne intestinale au profit de bactéries gram négatif et une augmentation du passage sanguin d'un des composants de la paroi de ces bactéries. Cela suffirait à induire une inflammation. Aucune étude ne l'a montré chez l'homme, mais on suspecte également une modification du microbiote intestinal dans ce sens[2].

Des travaux récents conduisent à penser qu'une alimentation particulièrement riche en graisses modifierait

---

1. S. T. Weiss, « Obesity : insight into origins of asthma », *Nature Immunology*, 2005, vol. 6, p. 537-539.
2. Pr Amar, *Diabetes*, 2007, Jul., vol. 56, n° 7.

considérablement la flore intestinale chez l'animal comme chez l'homme. Le microbiote intestinal modifié contribuerait à l'apparition d'un état inflammatoire chronique, ce qui favoriserait l'émergence de l'obésité. Un sujet mince ne possédant pas la même flore intestinale qu'un sujet obèse, ce dernier retrouverait en perdant du poids un microbiote intestinal identique à celui d'un sujet de poids normal. En outre, selon sa variété, la flore intestinale permettrait une meilleure assimilation des nutriments. Deux individus présentant les mêmes apports alimentaires pourront avoir un poids différent selon la qualité et le potentiel d'extraction des nutriments alimentaires de leur flore intestinale[1].

Le seul coupable de l'inflammation est l'excédent de masse grasse, et en particulier dans sa localisation viscérale. Rappelons le lien étroit qui existe entre la circonférence abdominale et l'augmentation du tissu adipeux viscéral, et donc, répétons-le, la nécessité absolue de mesurer le tour de taille de tous les patients, quel que soit le motif de leur consultation.

Si le sujet perd du poids, les taux circulants des médiateurs de l'inflammation comme la vitesse de sédimentation diminuent, contribuant à améliorer le profil inflammatoire. Perdre du poids permet donc de corriger cette inflammation chronique délétère sur le long terme pour la santé. Mais la perte de poids permet seulement d'agir sur la taille des adipocytes (hypertrophie), en aucun cas sur la multiplication des cellules adipeuses (hyperplasie). Cela signifie que, si l'on reprend du poids, les cellules adipeuses déjà présentes ne demandent qu'à regrossir et à se regorger de triglycérides.

---

1. *Nature*, 2006, vol. 444, p. 1009-1010, 1027-1031.

Le rôle de l'ostéocalcine

L'équipe du Pr Gérard Karsenty (Columbia University de New York) vient de démontrer chez la souris que le squelette peut être considéré comme un organe endocrinien car sécrétant au moins une hormone : l'ostéocalcine[1]. L'os serait un régulateur du métabolisme énergétique *via* cette hormone : il réduirait les réserves en graisses en équilibrant la glycémie des souris. Si cette observation fondamentale est constatée chez l'homme, de nouveaux traitements antidiabétiques oraux seraient disponibles et surtout en cas de prise de poids abdominal.

Les travaux du Pr Karsenty permettent d'entrevoir l'existence possible d'un lien entre le fait qu'en vieillissant on diminue notre masse osseuse et celui qu'on prenne du poids, surtout au niveau abdominal. En effet, l'ostéocalcine augmente l'expression par les adipocytes de la sécrétion d'adiponectine. Celle-ci permet à l'insuline de mieux pénétrer dans les cellules, ce qui présente un intérêt pour éviter le diabète, le sucre pénétrant dans la paroi cellulaire grâce à des transporteurs.

Les souris les plus minces ont un taux élevé d'ostéocalcine comme un taux élevé d'adiponectine. Elles restent minces y compris lorsqu'on les soumet à un régime riche en graisses. On présume même que l'ostéocalcine est en amont de l'insuline et de l'adiponectine. En d'autres termes, la surcharge pondérale et le diabète de type 2 dépendraient de la présence de cette hormone osseuse.

Ces travaux fondamentaux amorcent peut-être une véritable révolution conceptuelle. Mais comme toujours

---

1. Étude parue dans la revue *Cell*, 10 août 2007 : 130 (3).

il faut maintenant passer de l'observation animale à la démonstration humaine.

Les risques liés à la prise de poids et à l'obésité

L'obésité est associée à une augmentation de la mortalité globale. Elle est par ailleurs considérée comme un facteur indépendant de risque cardio-vasculaire.

Cela dit, nous sommes tous inégaux face aux complications que peut engendrer l'obésité. Le degré d'obésité intervient, mais également l'évolution du poids au cours de la vie, la répartition du tissu adipeux (en particulier si l'obésité est tronculaire, c'est-à-dire située dans la partie supérieure au niveau abdominal), la sédentarité. Le risque de développer un diabète de type 2 (anciennement appelé « diabète gras ») est particulièrement élevé, à savoir au moins trois fois plus que chez un individu de poids évoluant dans la tranche dite « normale ». Le risque d'être atteint par le syndrome d'apnées du sommeil (voir plus loin) est également majoré d'au moins trois fois. Il en va de même pour le cœur dont le ventricule gauche risque d'augmenter de taille, ce qui expose plus tard à une insuffisance cardiaque tout comme il y a plus de risques d'avoir des troubles du cholestérol. L'hypertension artérielle et les pathologies thrombotiques (développement de caillots de sang à des endroits plus ou moins stratégiques) sont en revanche un peu moins risquées.

Les complications entraînées sont multiples car l'adipocyte interagit avec son voisinage immédiat et également avec des organes distants. On peut parler de dialogue engagé entre la cellule adipeuse, en particulier intra-abdominale, et les cellules avoisinantes ou distantes. Nous l'avons déjà évoqué, la répartition abdominale des graisses est un paramètre fondamental à prendre en considération chez tous les patients en surcharge et même chez les patients dits « de poids normal ». Une étude canadienne baptisée *Interheart* a en effet démontré que l'obésité abdominale est un facteur plus directement relié au risque d'infarctus du myocarde que le fameux indice de masse corporelle.

La question à se poser est donc : que risque-t-on à prendre du ventre ?

Bien évidemment, le tour de taille est forcément pathologique chez une personne en obésité. Il s'agit surtout d'évaluer la circonférence abdominale chez les personnes dites « en surcharge » (celles dont l'indice de masse corporelle fluctue entre 25 et 30). On en arrivera à distinguer des sujets qui doivent maigrir impérativement et d'autres qui n'ont pas d'impératifs médicaux à perdre du poids.

Les adipocytes des dépôts graisseux profonds présenteraient une capacité élevée de destruction en réponse à la sécrétion accrue de noradrénaline, lors de stress, par exemple, ou en présence de tabac. Ainsi, les acides gras libérés se déverseraient facilement dans la circulation veineuse, vers le foie en particulier. De cette étape découlerait une multitude de complications métaboliques dont, et non la moindre, l'augmentation du taux d'insuline circulante.

Dès lors que l'alimentation est riche en graisses saturées et que le sujet est trop sédentaire, les adipocytes situés derrière les muscles abdominaux (correspondant donc au tissu adipeux abdominal) vont s'hypertrophier et se multiplier. Les cellules adipeuses deviennent plus sensibles au stress.

Avec le poids, on observe une élévation des chiffres tensionnels : systolique (le premier chiffre annoncé lorsqu'on prend la pression artérielle) comme diastolique (le second chiffre). Ainsi, une prise de 10 kilos augmente la pression artérielle systolique de 3 mmHg et la diastolique de 2,3 mmHg. On note également une élévation de la fréquence cardiaque et une augmentation de la rétention hydro-sodée. La glycémie devient anormale, flirtant avec la zone diabétique (glycémie supérieure à 1,26 g/l), voire y entrant. Les risques de thrombose, de phlébite, voire d'embolie pulmonaire sont accrus. Des apnées du sommeil risquent d'apparaître, ce qui peut générer des troubles du rythme cardiaque, des accidents vasculaires cérébraux. Peuvent également se produire des perturbations importantes du bilan lipidique. Le risque de développer certains cancers est aussi majoré.

La consultation

« Je ne te demande pas quelle est ta race, ta nationalité ou ta religion, mais quelle est ta souffrance. »

Louis Pasteur

Le temps de la consultation est là pour rappeler que l'obèse est une personne qui souffre ou qui risque de souffrir et qu'elle vient consulter en espérant qu'on l'écoute, elle qui n'a souvent plus la parole, parfois au sein même de sa famille. À charge pour le thérapeute de rester humain et d'écouter cet autre humain avec le respect qui lui incombe. Vous êtes unique et, à ce titre, on vous doit une consultation pleine et entière.

L'explosion du diabète

Le diabète évolue en parallèle de l'explosion des chiffres de l'obésité. En vingt ans, le nombre de jeunes Japonais touchés par cette maladie a été multiplié par trente. En 2010, il y aura 221 millions de diabétiques dans le monde et d'ici à 2025 ce chiffre passera à 380 millions, 80 % des diabétiques vivant dans les pays pauvres ou émergents. La raison en est l'urbanisation galopante des pays dits « sous-développés » avec l'établissement de ce que l'on peut appeler des mégapoles. Cela contribue à une sédentarisation croissante de ces populations et à un changement inévitable de pratiques alimentaires entraînant une augmentation de l'énergie globale absorbée quotidiennement (la valeur calorique quotidienne croît car la densité énergétique augmente, on mange plus de calories dans les produits manufacturés pour un moins grand volume).

Le cocktail est réuni pour accroître la prévalence des cas de diabète et d'obésité. Dans les pays riches, les populations économiquement faibles sont touchées en priorité par le diabète. Aux États-Unis, 94 % des enfants diabétiques sont issus des minorités ethniques. Souvent, être touché par le diabète correspond à une sentence de mort, surtout dans les pays pauvres et en particulier africains. La mortalité annuelle imputable au diabète est estimée à 3,8 millions de décès annuels.

Définir la norme pondérale

D'abord, rappelons que l'obésité telle qu'on la définit en France en 2008 peut être valorisée dans certaines cultures, en particulier africaines. Être obèse en France ne signifie donc pas être obèse dans d'autres cultures et sur d'autres continents. Cela implique que, selon l'origine ethnique du patient, poser le diagnostic d'obésité peut être plus ou moins bien accepté et plus ou moins bien entendu.

La norme pondérale est l'opinion que certains individus se font du poids dans une société et par laquelle ils réussissent à influencer la majorité pour qu'elle fasse sienne cette notion subjective. Ces individus n'étant pas toujours exempts d'intérêts partisans, qu'il s'agisse de créateurs de mode en vue ou d'agences de mannequins dont l'attitude peut constituer une véritable atteinte à l'intégrité physique et morale de l'apprentie mannequin.

Il s'agit bien d'une construction sociale. La minceur devient donc l'idéal pour la majorité des individus peuplant la France et même au-delà. La contagion touche également le corps médical qui n'est pas le dernier à prôner l'idéal minceur. Il faut balayer devant sa porte : certains médecins ont eu et ont encore une attitude affligeante face au problème de la gestion du poids.

Ne pas réduire l'obésité à une question alimentaire

« Puisqu'on refait toujours les mêmes erreurs, il faut redire inlassablement les mêmes vérités. »

Goethe

Faire comprendre cela au patient est fondamental. Le patient est un tout avec son vécu, son histoire. On doit lui faire prendre conscience de l'intérêt qu'il va trouver à changer quelque chose à sa manière de vivre, en l'accompagnant marche par marche. Car il s'agit bien d'un accompagnement dans le long terme, sans promesse irréaliste.

L'une des clés essentielles de la prise en charge est de lutter contre les idées fausses qui ont la vie dure et ne reposent sur aucune base scientifique. La science de l'obésité est une science en constante évolution, ce qui fait son attrait majeur et constitue un enjeu fondamental pour les années qui viennent : enjeu pour les malades, les professionnels de santé et l'industrie pharmaceutique. Il ne s'agit pas de trouver le médicament ou le régime miracle. Nous ne sommes pas à Lourdes, nous sommes face à une pathologie complexe en interaction avec d'autres organes, entre autres le cerveau.

Si nous insistons sur ces données fondamentales qui peuvent paraître rébarbatives à certains, c'est essentiellement afin d'en finir une fois pour toutes avec les marchands du temple qui vous font croire qu'ils détiennent « le » régime et que ce que vous avez fait jusqu'à présent ne pouvait pas marcher parce que vous ne les aviez pas rencontrés. « D'ailleurs, telle vedette a suivi le régime et regardez ce que cela donne ! »...

Malheureusement, gérer son poids est une question nettement plus complexe et mérite de la part des professionnels de santé beaucoup d'humilité. Penser en 2008 que l'on peut perdre du poids en séparant les aliments selon leur couleur, le groupe sanguin et pourquoi pas la couleur des selles et autres élucubrations n'est pas crédible. Faire croire en 2008 que le régime de telle vedette en peine et en panne d'Audimat est le régime que l'on attendait est stupide et non avenu. Vouloir persuader les gens en 2008 que l'on peut faire maigrir n'importe qui relève du charlatanisme : certains maigriront mieux que d'autres. Nous sommes inégaux face à la prise comme face à la perte de poids. Donner à penser en 2008 que tout le monde doit maigrir, c'est considérer que notre monde est uniquement régi par les règles pondérales qui prévalent dans le domaine de la haute couture. C'est vouloir formater des gens qui ne possèdent pas le même patrimoine génétique et qui ne subissent pas la même pression environnementale.

Il est de notre devoir de dire à certaines personnes qu'elles n'ont pas à maigrir ou qu'elles ne maigriront pas, mais pour cela il faut éviter de les brusquer inutilement et apporter une rigueur scientifique à notre propos. Il faut crédibiliser la médecine de l'obésité, les patients attendent cela, et c'est le moins que l'on puisse faire par respect pour eux.

La médecine de l'obésité s'oppose aux amaigrisseurs qui ne sont que des marchands du temple et prêchent pour un amaigrissement sûr, linéaire, ce que contredit toute donnée scientifique. En ce sens, il est nécessaire d'introduire une éthique dans la prise en charge de ces gens en détresse que sont les obèses. La prise en charge doit être globale, multidisciplinaire avec des médecins en empathie avec leurs patients. Enfin, chaque médecin qui essaie de traiter les problèmes de surpoids ou d'obésité doit garder en tête les objectifs de l'IOTF.

Les quatre objectifs de l'IOTF

En face de chaque patient obèse, nous tentons de respecter les objectifs mis en place par l'*International Obesity Taskforce* (IOTF) de l'OMS qui sont par ordre d'importance décroissante : la prévention de la prise de poids, la stabilisation pondérale, le traitement des comorbidités, la perte de poids.

On doit faire comprendre à tout candidat à l'amaigrissement que la chose essentielle à obtenir est non pas la perte de poids mais bien la prévention de la prise de poids. Il faut d'abord arrêter de prendre du poids puis ensuite le stabiliser. C'est le yoyo qui est nocif.

La prévention de la prise de poids

Ce qui prime, c'est la prévention. Il vaut mieux s'empêcher de prendre du poids que d'en perdre. Une fois le processus enclenché, il est difficile de ralentir. Peu de patients obèses comprennent la nécessité de montrer leurs enfants au médecin à titre préventif. Que de fois entend-on : « De toute manière, il (elle) finira comme moi ! » Il n'existe pourtant pas de fatalité et l'on peut parler de non-assistance à personne en danger.

Que ceux qui ont eu l'amabilité d'acheter ce livre sachent mettre en pratique ce conseil. Faites peser et mesurer régulièrement vos enfants, montrez leur carnet de santé à des professionnels de santé. Il est inutile de parler de régime à la plupart d'entre eux, si ce n'est à tous les enfants, sous peine de les traumatiser à vie. Mettre au régime n'importe quel enfant peut être néfaste pour son devenir. Mais certains individus ont plus de prédisposition à être obèses que d'autres. Il en est de même pour les enfants. Le médecin sert de gare de triage, il écarte les personnes sans risque et se focalise sur celles à risque en les sensibilisant et en les persuadant de se prendre en charge. Combien de patients évoquent le sentiment de mise à l'écart et de punition qu'ils ont éprouvé durant leur enfance parce qu'on les trouvait trop gros ?

La prévention doit cibler les enfants à risque comme ceux dont l'un des deux ou les deux parents sont obèses, ainsi que les enfants dont le carnet de santé témoigne d'un rebond précoce de l'adiposité avant l'âge de 6 ans.

La stabilisation pondérale

Cette étape essentielle est souvent mal vécue par le patient qui l'appréhende ou la vit comme un échec. Stabilisation ne signifie pas échec ni blocage définitif.

Le travail du thérapeute est fondamental à ce niveau : il s'agit de rassurer, de renforcer l'assurance du patient qui doit prendre confiance en lui et ne pas être tenté de se serrer la ceinture comme bon nombre de relations peuvent lui conseiller.

La stabilisation ne correspond pas à une erreur diététique coupable, à une baisse de motivation, mais bien à une phase physiologique normale. Il s'agit plus d'une espèce de remise à niveau de l'organisme et de test quant au changement réel de mode alimentaire et de mode de vie de l'individu. Un praticien peu au fait de la physiologie du tissu adipeux sera tenté de restreindre le sujet au niveau alimentaire, ce qui est souvent une erreur.

Au fur et à mesure de la perte, il apparaît indispensable d'augmenter son activité physique afin de récupérer de la masse maigre perdue avec la perte de poids. Quand on perd du poids, on perd de tout, y compris du muscle. Il faut faire passer le message qu'aucune stabilisation pondérale ne peut avoir lieu sans effort physique. Un patient qui n'en a pas conscience et n'exerce donc aucune activité physique va échouer.

Le traitement des comorbidités

Comorbidité ne signifie pas « mortalité » mais « complication associée ». Le patient juge son succès à la perte de poids, mais le médecin quantifie les progrès à l'amélioration des paramètres physiques et/ou métaboliques. Une perte de poids, même infime, peut permettre d'améliorer la glycémie du diabétique ou du prédiabétique, voire de la normaliser. Les triglycérides vont revenir dans les normes tandis que le bon cholestérol remonte. Certains laissent tomber leurs cannes parce que leurs articulations sont notablement soulagées, d'autres se débarrassent du masque à pression positive qu'on leur a prescrit en cas d'apnées du sommeil (voir plus loin).

La perte de poids

Chez bon nombre de nutritionnistes, il existe un consensus pour dire qu'un amaigrissement représentant 5 à 10 % de perte du poids corporel constitue un objectif parfaitement valable. Ce n'est pas le consensus rencontré chez les patients.

Bon nombre d'entre eux cherchent à perdre du poids le plus vite possible, ce qui malheureusement aboutit la plupart du temps à un échec. Même en perdant peu mais en stabilisant, il y a un bénéfice santé net. La promesse minceur est souvent à l'origine de désillusions. Il ne faut pas courir après un poids irrationnel, source de contraintes énormes rendant impossible une vie sociale. Il faut accepter l'idée de ne pas forcément perdre beaucoup, mais il faut se battre pour stabiliser son poids vaille que vaille.

Le déroulement de la consultation

L'importance du cadre horaire

« On a toujours assez de temps quand on en fait un bon usage. »

Goethe

L'importance est de recréer un cadre. Nous ne sommes pas dans une médecine de l'urgence, le médecin nutritionniste se doit de respecter ses horaires et le patient d'arriver à l'heure. Ce dernier doit reprendre conscience de ses propres limites. En effet, au fil des années, nous avons remarqué que les personnes présentant un problème de poids ne connaissent plus leurs limites, y compris au niveau de l'emploi du temps. « Je n'ai pas le temps de manger lentement, de me mettre à table, de faire de la marche, de faire la cuisine » est une phrase récurrente chez bon nombre de patients en surcharge. Comme si le temps nous appartenait. On doit apprendre à modifier son cadre de vie. Redonner au patient des limites de temps, c'est permettre un travail de recadrage et de redéfinition des limites non seulement temporelles, mais également corporelles.

Bon nombre de patients au chômage se lèvent tard parce qu'ils se couchent tard, se coupant de plus en plus du monde qui les entoure. Cette même tendance se retrouve chez un grand nombre d'obèses sévères. Des études récentes concluent à l'importance de respecter un temps de sommeil suffisant sous peine de prendre du poids.

L'interrogatoire personnel

Il est nécessaire de créer une relation de confiance. Le patient est sollicité pour parler, il doit ressentir de l'empathie. Il ne faut pas juger le patient mais faire alliance avec lui et ne pas lui imposer son désir ou celui de sa famille sans l'écouter. Chaque praticien devrait avoir en mémoire cette phrase du Dr Alain Golay, endocrinologue suisse : « Nous avons deux oreilles et une bouche, deux raisons pour écouter et une pour se taire. »

L'objet de la demande et ce qu'attend le demandeur doivent donc être clairement précisés. Il faut également évaluer la motivation du patient à vouloir perdre du poids. Chaque demande est ambivalente : on veut et on ne veut pas perdre de poids. Le patient peut être poussé par son entourage à maigrir sans que cela constitue sa véritable envie. C'est particulièrement vrai chez les jeunes qui sont traînés à la consultation par leurs parents, généralement par leur mère. Et on s'étonne de l'échec !

Intégrer qu'il faut maigrir pour sa santé demande du temps et une forme de renoncement à une vie antérieure. Retracer l'histoire du poids par le biais de l'interrogatoire équivaut à reconstituer un puzzle, à tracer les grandes lignes de la vie. Pour cela, plusieurs questions sont à aborder :

– Les antécédents familiaux d'obésité ou de surpoids : la plupart des patients sous-estiment l'impact de leur famille ; savoir qu'un aïeul possédait un petit ventre peut renvoyer à un contexte d'obésité abdominale.

– Les pathologies thyroïdiennes, les antécédents de diabète, de dyslipidémie, d'hypertension artérielle, de cancers en particulier gynécologiques et intestinaux car le lien alimentaire est fréquent, les antécédents de phlébite et/ou d'embolie pulmonaire ; la présence de goutte, de calculs rénaux ou vésiculaires peut être utile à évoquer car les risques sont majorés dans la descendance ; bien sûr, les pathologies cardio-vasculaires comme les infarctus précoces ou les accidents vasculaires prématurés sont indispensables à connaître.

– L'historique des régimes précédents : il est particulièrement important à dresser ; on recense ainsi les tendances restrictives, l'envie de maigrir rapidement, les errances nutritionnelles, les prises médicamenteuses à visée amaigrissante ; on cerne le parallélisme avec les événements concomitants de la vie.

– Les origines ethniques de la famille : elles donnent des renseignements sur les modes alimentaires pratiqués.

– Les conditions de vie personnelles (habitat, solitude, nombre d'enfants, voisinage, bruits, espaces verts) et professionnelles (nombre d'heures de transport, harcèlement, objectifs intenables, absence de reconnaissance, chômage).

– L'emploi du temps (horaires décalés).

– Les habitudes alimentaires actuelles : elles permettent de mettre en évidence de possibles troubles du comportement alimentaire telle l'hyperphagie (on cherche à « se remplir » rapidement), des tendances à la boulimie (la plupart du temps, les boulimiques ont un poids normal car ils développent des moyens de contrôle du poids de type vomissements ou prise de laxatifs), au grignotage permanent type *binge eating disorder* (accès hyperphagiques s'apparentant aux crises boulimiques mais se différenciant par l'absence de vomissements ou d'autres stratégies de contrôle du poids) ou lever intempestif nocturne avec prise alimentaire (on parle alors de *night eating syndrome*).

– Les antécédents personnels médico-chirurgicaux et gynéco-obstétricaux.

– L'activité physique.

– Les possibles déterminants de l'obésité tels que l'arrêt brutal du sport, le sevrage tabagique, la prise de médicaments orexigènes, les facteurs hormonaux, les facteurs génétiques, le stress et autres contrariétés (ressenties comme importantes ou non) ou traumatismes. Certains travaux évaluent ainsi à 40 % le pourcentage de femmes en grande obésité ayant été victimes dans leur passé de violences sexuelles ou d'inceste, entre autres. Ces douleurs sont tues et enfouies derrière des amas de graisse. Une femme victime d'un inceste de la part de son père pendant huit ans nous a récemment déclaré qu'elle était désormais en représentation. Elle se pomponne, donne le change, mais derrière c'est la dévastation, le carnage. Il n'y a plus de place pour une relation amoureuse normale, mais il y a une place illimitée pour stocker du gras.

Il faut également évaluer le retentissement actuel du surpoids et de l'obésité tout comme être attentif afin de traquer les éventuelles complications. On s'inquiète de la qualité du sommeil. Y a-t-il réveil nocturne fréquent traduisant un sommeil peu réparateur, de mauvaise qualité ? une envie fréquente d'uriner la nuit ? des apnées (pauses respiratoires au cours du sommeil) décrites par le conjoint ou la conjointe ? des céphalées matinales ? des phases d'endormissement irrépressibles en pleine journée, y compris au volant ?

Enfin, on explique au patient que le plus important n'est pas forcément de perdre du poids mais de ne plus en prendre.

Le questionnaire

Il faut cerner les préoccupations du patient qui risquent de provoquer un blocage si on ne s'en préoccupe pas. L'utilisation d'un questionnaire peut s'avérer intéressante. Par exemple, un questionnaire de soixante questions interactives à rédiger en 12 à 15 minutes a été établi par le Dr Maurice Larocque de Montréal, au Québec (le Questionnaire Poids Mental®). Cela fournit un outil diagnostique et thérapeutique utile pour mesurer l'évolution des attitudes et des habitudes à l'origine du problème pondéral. Les réponses à ce questionnaire peuvent être faites sur Internet. On aborde par ce questionnaire aussi bien les habitudes physiques et alimentaires, le stress, les émotions dominantes, la représentation mentale que le patient a de lui que sa motivation à perdre du poids, avec les facteurs positifs comme négatifs sous-tendus [1].

Voici un florilège de questions évaluant la motivation du patient :

• Doutez-vous du succès à perdre ou à maintenir votre poids de forme ?

• Pensez-vous que perdre ou maintenir votre poids de forme demande trop d'efforts ?

• Pensez-vous regretter les choses, habitudes ou nourriture que vous devez abandonner en perdant ou en maintenant votre poids de forme ?

• Pensez-vous aux possibles souffrances physiques associées à une démarche d'amaigrissement et/ou au maintien de votre poids de forme ?

---

1. S. C. Stoland, M. Larocque, *Psychological Reports*, 2004, vol. 95, p. 1031-1042.

• Pensez-vous aux bénéfices psychologiques (bonne estime de soi, apparence agréable, bien-être) associés à une démarche d'amaigrissement et/ou au maintien de votre poids de forme ?

• Avez-vous une perception d'injustice associée à une démarche d'amaigrissement et/ou au maintien de votre poids de forme ? [1]

L'examen clinique

L'examen clinique est un temps essentiel, cela paraît évident à qui lit ce livre. Mais bon nombre de patients en consultation font état de leur surprise d'être examinés, alors que tel pseudo-nutritionniste en vue ne les a pas du tout auscultés. Un médecin reste un médecin et se doit d'être systématique. L'examen doit être attentif, à la recherche de complications parfois insoupçonnées. Pour cela, il faut absolument faire déshabiller le patient le plus complètement possible, ce qui n'est pas toujours évident, l'obèse étant pudique ou se sentant honteux.

On mesure le poids et on contrôle la taille sans se fier aux dires du patient qui, de temps en temps, frôle le désir plus que la réalité. Puis on calcule l'indice de masse corporelle qui est, nous l'avons vu, un indice de comparaison de population à population. Il faut que le patient apprenne à se détacher de cet indice surmédiatisé. On lui explique que la pesée n'est pas une finalité et que le plus important dans une consultation de nutrition est d'apprécier le tour de taille et la répartition des graisses.

Rappelons-le, la mesure du tour de taille est indispensable et doit désormais figurer dans tout examen clinique. Il se mesure sur un sujet debout en expiration

1. *Nutritions et endocrinologie*, septembre-octobre 2007, vol. 5, n° 32.

douce, avec un mètre de couturière, en passant à mi-distance entre l'épine iliaque antéro-supérieure et le bord inférieur de la dernière côte. Si on prend en considération les chiffres européens (dits « caucasiens »), la mesure à ne pas dépasser chez l'homme serait de 94 centimètres et chez la femme non enceinte de 80 centimètres. Au-delà de ces chiffres, les risques cardio-vasculaires sont largement accrus. Mesurer le tour de taille au niveau de l'ombilic entraîne souvent des erreurs d'appréciation chez un obèse car l'ombilic a tendance à tomber avec le poids.

On évalue ensuite la pression artérielle (on parle à tort de tension artérielle, alors que les chiffres exprimés lors de la mesure sont en centimètres de mercure et qu'il s'agit bien donc de pression), en prenant au minimum deux mesures par consultation (théoriquement, une à chaque bras à la première consultation car il peut y avoir des variations ; en tout cas à deux reprises, afin de faire une moyenne chez un patient au repos ne parlant pas pendant la mesure, sinon on risque une majoration des chiffres), avec un appareil validé et un brassard adapté au morphotype du patient. On interroge le patient sur sa pression artérielle habituelle, l'effet HTA blouse blanche (c'est-à-dire la peur du médecin) étant fréquente.

On recherche et on évalue les conséquences des maladies associées à l'obésité (maladies respiratoires, rhumatologiques, métaboliques comme le diabète, cardio-vasculaires). On regarde les aisselles et le cou à la recherche d'un épaississement rugueux et d'une hyperpigmentation noirâtre de la peau qui donne à celle-ci une impression de saleté. Il s'agit de l'*acanthosis nigricans*, qui reflète un état de résistance à l'insuline, ce qui peut aboutir au diabète d'autant qu'il existe des antécédents familiaux.

Les symptômes du syndrome d'apnées du sommeil

- **Une symptomatologie diurne**

  Le patient peut décrire une somnolence diurne excessive avec parfois un endormissement brutal, y compris au volant, dans une salle d'attente, en réunion, à un travail posté, etc. La fatigue devient chronique, invalidante. Le sujet se traîne, il se lève fatigué, le sommeil n'étant pas réparateur. Les céphalées matinales sont fréquentes, le cerveau ayant été mal oxygéné durant la nuit. Il peut y avoir des troubles de l'humeur, des difficultés de mémorisation et de l'efficience intellectuelle.

- **Une symptomatologie nocturne**

  Les ronflements sont fréquents, mais ne suffisent pas à établir le diagnostic d'apnées. Le patient se lève fréquemment la nuit pour uriner car son sommeil est entaché de micro-éveils qui l'incitent à se lever plus souvent. Il a des sensations d'asphyxie angoissante. Le conjoint évoque les apnées comme des pauses respiratoires particulièrement longues et stressantes, ce qui l'oblige souvent à secouer la personne.

On palpe la thyroïde si le cou n'est pas trop épais ou court. Un cou court (dit *buffalo neck*, « cou de taureau ») peut prédisposer à l'apnée du sommeil et rend compte du ronflement potentiel. Il est important de savoir dépister des troubles du sommeil anormaux liés, entre autres, au désormais fameux syndrome d'apnées du sommeil. Quand on prend du poids, cela se fait de façon globale, y compris au niveau de la langue, dont le poids augmente, et au niveau du cou, qui s'épaissit. L'excès pondéral participe aux mécanismes de rétrécissement des voies aériennes supérieures. D'après un article d'une équipe turque qui a mesuré le tour de cou, au-delà de 45 centimètres il y aurait une plus grande fréquence des cas d'apnées du sommeil.

On palpe le pouls des membres inférieurs et on ausculte les trajets artériels du cou d'autant plus que le sujet est diabétique et/ou fumeur même repenti. On regarde l'état veineux des membres inférieurs. On dépiste les œdèmes. On regarde l'état cutané, en particulier entre les orteils, à la recherche de mycoses (fréquentes chez les diabétiques), ainsi que les ongles, également propices au développement de champignons. On observe la voûte plantaire. Un avis podologique est souvent très utile chez un patient en surpoids car les pressions exercées sur le pied modifient les zones d'appui et peuvent gêner la marche, voire retentir sur les articulations sus-jacentes. Enfin, on palpe le foie à la recherche d'une hypertrophie car tous les organes sont concernés par la prise de poids.

Les examens biologiques à prescrire

Le médecin a besoin de certains éléments de base qui seront également utiles au patient afin de mieux appréhender son état de santé : la glycémie à jeun, le profil lipidique complet avec ce qu'on appelle l'exploration d'une anomalie lipidique (cholestérol total, triglycérides, HDL-C, LDL-C), l'acide urique, la fonction thyroïdienne avec uniquement la mesure de la TSHus, le bilan hépatique (ASAT/ALAT et GGT). On prescrit donc des examens biologiques s'ils n'en existent pas de récents.

Bon nombre de personnes adoptent une politique de l'autruche, mais il faut être ferme quant à la prescription biologique. Il ne sert à rien de faire des bilans très sophistiqués et inutiles tels les bilans biologiques très

Un matériel approprié

Il faut bien évidemment que le matériel puisse supporter un certain poids. Bon nombre de patients peuvent s'étonner que votre pèse-personne s'arrête à 150 kilos, voire en dessous, alors que vous vous proclamez spécialiste du poids. Des praticiens ont déjà vu leur table d'examen plier sous le poids du patient, ce qui, bien évidemment, entraîna une gêne énorme pour ce dernier.

Le lit doit être large, cela est un minimum. C'est une marque de respect à l'égard de la personne reçue. Le brassard servant à mesurer la pression artérielle doit être prévu pour des bras corpulents. Comme on mesure une pression, il paraît évident qu'un petit brassard prêt à exploser va rendre compte d'une pression artérielle majorée.

Le service du Pr Basdevant, à la Pitié-Salpêtrière à Paris, est un centre de référence de l'obésité morbide de l'adulte. Il est pourvu en vastes cabinets de consultation avec des chaises larges sans accoudoirs. Les portes sont adaptées à la corpulence des patients. Les pèse-personne sont très larges, permettant à une personne à mobilité réduite de se peser sans aucun problème. La salle de gymnastique est équipée en tapis roulant extra-larges. La cuisine diététique est avenante, ouverte sur l'extérieur avec une hauteur de plafond conséquente.

Mais bon nombre d'hôpitaux ne sont pas équipés correctement pour accueillir des personnes qui représentent pourtant 40 % de la population française ! Il est urgent d'accélérer la rénovation des services hospitaliers.

détaillés effectués par des laboratoires en Belgique forcément hors Sécurité sociale et dont le coût prohibitif est entièrement à la charge du patient, tout en présentant un intérêt médical nul. Quel est l'intérêt de doser votre sélénium, vos complexes antioxydants etc. ? Ce n'est pas en connaissant cela que l'on va mieux traiter votre problème pondéral.

Les examens complémentaires à prescrire

Cela dépend bien évidemment de l'état clinique du patient.

Une échographie thyroïdienne peut être éventuellement demandée si l'on a un doute de goitre, une échocardiographie pour apprécier la taille du cœur, un doppler artériel des membres inférieurs et des troncs supra-aortiques d'autant plus que le patient est fumeur, hypertendu et/ou diabétique. On complète par un doppler veineux en cas de jambes lourdes et/ou de varicosités ou d'antécédents phlébitiques. Une échographie abdominale est demandée afin de visualiser le foie en cas de doute sur une stéatose hépatique (foie gras) et de rechercher d'éventuels calculs vésiculaires. On demande également un enregistrement du sommeil par polygraphie ventilatoire qui peut se dérouler éventuellement en ambulatoire. On complète enfin par des bilans radiologiques en cas d'arthrose suspectée ou avérée.

La mesure de la composition corporelle

Des explorations nutritionnelles peuvent être effectuées afin d'évaluer, entre autres, la composition corporelle, qui peut se mesurer soit par impédancemétrie, soit par absorptiométrie biphotonique (DEXA).

L'impédancemétrie est un appareil ambulatoire de mesure de la composition corporelle. On colle des électrodes au niveau de la main et d'un pied homolatéral. Le sujet est allongé sur le dos en situation de neutralité thermique, au calme, sans avoir fait de sport juste avant l'examen. La résistance au passage du courant alternatif a lieu lors de la traversée de la masse maigre. Cette résistance est appelée « impédance ». La masse grasse n'oppose pas de résistance au passage du courant. On peut par l'impédancemétrie, qui fonctionne à des fréquences variables, apprécier l'eau extra et intra-cellulaire du sujet étudié.

La mesure de la composition corporelle par impédancemétrie peut être utile essentiellement en phase de descente du poids, afin d'apprécier le retentissement de celui-ci sur la masse musculaire, et surtout dans les grands amaigrissements rencontrés, par exemple dans les gastroplasties (pose d'un anneau autour de l'estomac) ou dans les *by-pass* (dérivations gastro-intestinales consistant en un court-circuitage de l'estomac, ce qui provoque l'arrivée rapide des aliments dans l'intestin).

Les patients opérés par chirurgie bariatrique (toute intervention de chirurgie de réduction gastrique) peuvent connaître des problèmes de dénutrition au détriment de la masse musculaire qu'il convient d'estimer afin d'améliorer au plus vite les apports protéiques. Dans tous les cas, la perte de poids devra être dirigée contre la masse grasse et non contre la masse musculaire. L'impédancemétrie permet non seulement d'apprécier les résultats, éventuellement de les corriger, mais surtout de motiver le patient qui ne visualise pas toujours l'ampleur de ses efforts. Une anorexique ou un patient dénutri, comme c'est souvent le cas des personnes âgées, peut aussi être suivi par l'impédancemétrie bio-électrique.

Insistons bien sur le fait que l'impédancemétrie n'a pas un intérêt démontré chez la plupart des patients et en particulier chez l'obèse sévère, car les résultats ne garantissent alors aucune fiabilité en raison d'une tendance à surévaluer l'eau totale. Il s'agit plutôt d'extrapolation. Il est choquant que certains praticiens pratiquent pour un oui ou pour un non une impédancemétrie dans ce cas-là. On se doute bien que le problème d'un patient très obèse ne se limite pas à de la rétention d'eau !

Les pèse-personne impédancemètres peuvent paraître intéressants mais ils ne sont pas aussi fiables que les autres techniques énoncées. Leur utilisation est limitée du fait que l'on prend une mesure sur un sujet debout, pieds nus. Les pieds reposent directement sur des plaques conductrices et le courant ne circule que d'un membre inférieur à l'autre. On extrapole les résultats obtenus, alors que la partie supérieure du corps qui renferme le plus de graisse viscérale a été écartée. Le sujet étant debout, l'eau est plus présente dans la partie basse du corps, ce qui la surévalue. Le degré de sudation des pieds peut également fausser les résultats. Pour améliorer la fiabilité des résultats obtenus, il faudrait bénéficier d'un pèse-personne impédancemètre combiné avec des poignées conductrices, ce qui permettrait de faire passer du courant alternatif dans la partie supérieure du corps.

L'absorptiométrie biphotonique (DEXA) est la méthode la plus fiable pour mesurer la composition corporelle. Cet examen permet en effet une mesure très précise de la masse grasse et de la masse maigre. Le principe technique utilisé consiste à balayer l'ensemble du corps avec un faisceau de rayons X. Ceux-ci sont plus ou moins atténués en fonction de la composition de la matière traversée.

Le coût élevé de cet examen ainsi que sa rareté n'en fait pas un examen de routine. Les appareils disponibles ne sont pas tous adaptés à recevoir des obèses.

La mesure de la dépense énergétique

Une autre mesure est celle de la dépense énergétique de repos, qui peut se faire par la technique dite de « calorimétrie indirecte ». Cet examen peut être pratiqué dans les services hospitaliers mais en aucun cas en cabinet médical. Un patient qui a des difficultés à maigrir malgré des efforts méritoires peut ainsi faire l'objet d'un bilan qui permettra d'apprécier sa dépense et ainsi d'adapter la stratégie de prise en charge.

Il existe également des formules mathématiques, dont la plus célèbre est la formule de Harris et Benedict datant de 1919, qui apprécie de manière correcte la dépense énergétique. Dans cette formule, le métabolisme basal est évalué à partir de caractères anthropométriques (le poids et la taille), mais également en tenant compte de l'âge, du sexe et du niveau d'activité physique. Cette équation mathématique permet au clinicien d'évaluer grossièrement le métabolisme de base d'un sujet, même s'il est obèse, en se dispensant de l'achat d'un matériel coûteux (la calorimétrie indirecte).

Nos conseils

Si le patient retient ne serait-ce qu'une idée à l'issue de la consultation, on peut estimer que celle-ci est réussie. Il doit partir avec des principes simples directement applicables car faisables et réalistes, et une seule idée suffit amplement à partir du moment où elle est réellement mise en œuvre. Il n'y a pas lieu de psalmodier les sempiternels interdits ne reposant sur aucune base scientifique sérieuse. C'est notre société qui est devenue obésogène. Non ! les frites, les hamburgers, la mayonnaise, les sodas ne sont pas responsables de l'épidémie d'obésité, quoi qu'on en dise ! Pointer du doigt un aliment comme responsable de l'obésité revient à dire que Carlos Ghosn, patron de Nissan-Renault, participe à l'augmentation de la mortalité routière. Cela relève de l'absurdité, vous en conviendrez.

En nutrition, il est interdit d'interdire. Les régimes dénonçant tel ou tel aliment comme particulièrement dangereux ne sont que des attrape-nigauds. Des prescriptions restrictives ne sont que des réponses rapidement expédiées à des problèmes autrement plus complexes qui nécessitent une prise en charge multidisciplinaire. La réponse unique sur le plan alimentaire revient à prendre la question pondérale par le petit bout de la lorgnette.

À chaque jeune vu en consultation, nous conseillons d'être vigilant sur le temps passé devant l'ordinateur, la télévision et les jeux vidéo. Devenir une *couch potatœ*, nous l'avons vu, c'est vite fait. Les études apportent un éclairage net sur ce point : un jeune qui passe en moyenne plus d'une heure et demie par jour devant un écran quel qu'il soit développe un risque accru de prise pondérale.

À chaque individu, nous recommandons enfin de respecter un temps de sommeil physiologique. Les experts situent cela aux alentours de 10 heures chez un jeune enfant et de 7 à 8 heures chez un adulte.

Les jeunes sont encore une fois une population vulnérable car ils empiètent facilement sur leur temps de sommeil, d'autant plus facilement s'ils possèdent la télévision dans leur chambre ou s'ils passent des heures sur le Net.

Le carnet alimentaire

En dehors de la consultation, le travail continue. Le patient doit repenser à sa consultation et tenter de mettre en œuvre certains éléments développés lors du dernier entretien, ne serait-ce qu'un seul.

Pour cela, la place du carnet alimentaire paraît essentielle, même s'il a été régulièrement galvaudé. On ne doit pas raisonner en comptage calorique, cela relève de l'ineptie et devient rapidement pénible à faire. Le patient doit juste lister les aliments en n'hésitant pas à citer les marques de gâteaux, de plats préparés, de yaourts, de céréales, etc.

Ce carnet tient à l'intime, il permet de connaître au mieux le patient et de coller à sa réalité. Il y liste non seulement ses plats, les horaires de prises alimentaires, y compris extra-prandiales, mais également ses émotions (ce que l'on appelle les pensées cognitives), ses habitudes quant à la télévision, ce qui est également un bon indicateur. Les heures de sommeil et l'activité physique pratiquée, y compris la marche, *via* le relevé podométrique, peuvent également y figurer. En tout cas, cela est souhaitable.

Sur la base de ce carnet de travail, on aidera le patient à percevoir différemment son mode de vie, à mieux l'appréhender et, si possible, à le modifier. Il comprendra mieux que ce que l'on attend de lui n'est pas de faire un énième régime restrictif, mais de changer quelque chose dans sa manière d'être. « Un aliment ne doit pas être seulement bon à manger mais aussi bon à penser » : cette phrase que l'on a coutume d'attribuer à Claude Lévi-Strauss nous paraît essentielle.

Les solutions

Le constat initial qu'il est essentiel de rappeler à tout candidat à l'amaigrissement c'est qu'il est plus facile de ne pas prendre de poids que d'en perdre. L'amaigrissement étant un processus contre-nature, il ne faut pas chercher à contrarier l'organisme par une perte de poids reposant sur un concept restrictif car cela se soldera quasi obligatoirement par un échec.

Le maître mot se situe au niveau de la prévention qui n'implique pas seulement les médecins, mais tous les acteurs de la vie civile.

Les politiques françaises de prévention sont encore trop timorées (même si le Programme national nutrition santé débuté en 2001 a le mérite d'exister) et pas assez développées car elles se heurtent aux bien trop nombreux intérêts économiques en jeu. Dans notre pays, l'agroalimentaire a plus de poids que la création d'espaces verts et sportifs et que la promotion des primeurs à des prix raisonnables avec un accès à des campagnes publicitaires bénéficiant de tarifs aménagés.

La prise en charge que nous prônons est donc globale. Elle n'envisage pas seulement la médecine mais également le cadre de vie, le pouvoir d'achat, la gestion du temps, le message étant adapté à l'environnement dans lequel évolue le patient ainsi qu'à son origine géographique et ses coutumes, celles-ci différant d'un individu à l'autre.

Au niveau du poids, l'objectif premier est d'éviter le gain de poids, que ce soit chez la personne en surpoids ou en obésité. Il faut éviter au patient de basculer du surpoids à l'obésité. Il faut se battre pour la stabilisation. Il faut prévenir ou traiter les complications inhérentes à l'obésité. Et, en dernier lieu, on évoque la perte de poids. Nous l'avons tous vécu, se restreindre pour perdre, tout le monde peut le faire, certains plus longtemps que d'autres mais la rechute risque d'être à la hauteur de la restriction imposée. Le rattrapage pondéral sera encore plus désastreux.

La prise en charge globale suppose aussi qu'on ne peut traiter le corps sans la tête. Beaucoup de candidats à l'amaigrissement ne pensent qu'en termes de comptage calorique sans se remettre une seule fois en question. Nous nous refusons catégoriquement à délivrer des menus stéréotypés qui ne tiennent pas compte de l'individualité.

On est souvent le gros de l'autre. Si l'on perd du poids, des rivalités vont se trouver exacerbées ou apparaître, des jalousies, des mesquineries qui peuvent faire vaciller ou s'écrouler le fragile équilibre précédemment acquis avec le surpoids ou l'obésité. En maigrissant, on se met à nu, sans protection. Le soutien psychologique apprend à se confronter aux autres, y compris à sa propre famille. Il permet de colmater la faille narcissique et de réaffirmer sa personnalité.

Bouger et bien manger

L'activité physique

L'activité physique, conseillée systématiquement, est à ne pas confondre avec l'exercice physique. On demande au patient d'en faire plus qu'il n'en fait jusqu'à présent et non de s'inscrire dans une salle de gymnastique où il ne mettra jamais les pieds. On peut ne pas faire de sport et être actif. On peut jouer deux heures au tennis le dimanche et être inactif.

L'exercice physique est une forme d'activité physique programmée. L'activité physique correspond à l'ensemble des mouvements corporels produits par la contraction des muscles squelettiques, ce qui entraîne une augmentation de la dépense énergétique par rapport au repos.

L'inactivité, facteur majeur de risque cardio-vasculaire, s'oppose à l'activité, c'est un comportement. Il ne faut pas la confondre avec la sédentarité, du latin *sedere*, « être assis ». Est considéré comme inactif un sujet qui fait moins de 30 minutes d'activité modérée ou intense. Le *World Cancer Research Fund* s'est fixé pour objectif en 2007 de réduire de moitié la proportion de sédentaires dans la population tous les dix ans.

L'activité physique ne fait pas maigrir mais perdre de la masse grasse, en particulier du tissu adipeux viscéral, et augmenter la masse maigre, ce qui contribue à maintenir un poids équilibré. Cela atténue la baisse du métabolisme de repos induite par les régimes.

L'activité physique, en tant que telle et sans tenir compte de la moindre perte de poids et de la moindre notion de régime, va améliorer la pression artérielle, le profil lipidique (en augmentant le bon cholestérol et en abaissant les triglycérides), la glycémie. Peu de médicaments peuvent arguer d'une telle réussite, et sans effet indésirable.

Les mesures diététiques

LES VIANDES, VOLAILLES, POISSONS ET ŒUFS

Ils doivent être consommés une à deux fois par jour, avec des apports diversifiés et mesurés en fonction de la corpulence des personnes. Une portion moyenne de viande

Quelques exemples de dépense énergétique par kilo et par minute

- Ping-pong : 0,06 calorie
- Volley : 0,05 calorie
- Vélo, aviron, tennis, badminton : 0,1 calorie
- Course à pied, cheval, basket : 0,13 calorie
- Danse, crawl, vélo de compétition : 0,17 calorie
- Judo : 0,20 calorie
- Squash, ski de compétition : 0,25 calorie

Si on prend le cas du crawl, qui est une nage assez intense, un individu pesant environ 70 kilos dépense en une heure 714 calories, soit en trente minutes – ce qui n'est pas mal – 357 calories. Si vous êtes dans ce cas de figure et que vous vous récompensez après l'exercice par un steak-frites, vous allez apporter à votre organisme 600 calories. Le gain calorique sera donc de 243 calories en partie stockées. Votre effort pour essayer de perdre du poids sera donc grandement menacé. Rappelons qu'il suffit de consommer 100 calories de trop par jour par rapport à ses dépenses pour prendre environ 4 kilos sur un an !

Ne comptez donc pas trop sur le sport pour maigrir, à moins d'en faire votre métier.

est estimée à 100-120 grammes pour un adulte, ce qui ne correspond pas forcément aux besoins d'un enfant.

Les viandes grasses, qui sont à consommer avec modération, comprennent les viandes rouges, naturellement riches en graisses, les côtelettes de mouton ou d'agneau, les gigots et les épaules d'agneau, l'échine ou le travers de porc.

Les viandes maigres sont à chercher du côté des steaks hachés à 5 % de matière grasse, des filets mignons de porc, des escalopes, du foie et des côtes de veau, des rognons, du bacon et même du collier d'agneau. On peut inclure dans cette liste la viande des Grisons, le blanc de dinde, de poulet et le jambon blanc. Mais si le blanc de volaille est tout à fait bon à consommer, il est difficile de penser, en voyant les énormes blancs de poulet emballés sous vide, que l'animal a été nourri sans farines animales et autres hormones de croissance pour atteindre cette taille !

Il est souhaitable de manger du poisson au moins deux fois par semaine, sous la forme que l'on souhaite : frais, surgelé, en conserve. Les poissons gras apportent plus de lipides que la majorité des produits de la mer et ces graisses (les fameux oméga-3), essentiellement insaturées, sont bénéfiques pour l'état de santé.

On évitera (ce qui ne veut pas dire que cela est interdit) bien sûr les panés, même s'il s'agit de poisson ou de volaille. Quant aux charcuteries comme les jambons de pays, les merguez, les chipolatas, les saucissons et autres pâtés, ils sont les amis de la « bouée » typiquement masculine, donc les ennemis de la santé si l'on en consomme régulièrement.

Enfin, en cas de végétarisme, on peut suppléer au manque de viande par la consommation de légumes secs associés à des produits céréaliers.

Ajoutons que ces conseils sont valables pour les personnes âgées. En effet, plus on vieillit, plus on pense pouvoir supprimer les protéines, ce qui est une erreur car on se fragilise au niveau musculaire en adoptant ce mode restrictif. En outre, le muscle étant hydraté, si une personne âgée mange moins de protéines, elle perd de l'eau

Attention à la cuisson au barbecue !

Le gras des viandes grasses cuites au barbecue suinte sur les braises de bois ou de charbon de bois, ce qui provoque des fumées plus ou moins noires riches en hydrocarbures aromatiques polycycliques (HAP) liées à la modification chimique des acides gras. Il en va de même avec les charcuteries de type merguez ou saucisses comme avec les poissons gras. La molécule la plus connue des HAP est le benzopyrène (BP) qui est un cancérogène majeur de la fumée de cigarette. Votre barbecue peut correspondre à l'inhalation de plusieurs cigarettes !

Existe également le risque que dans une cuisson au barbecue se forment des acides gras polyinsaturés en conformation trans (très athérogènes, c'est-à-dire participant fortement à la plaque d'athérome qui bouche les artères). On évoque également les amines hétérocycliques (AH) profondément mutagènes, c'est-à-dire potentiellement cancérigènes, qui apparaissent à des températures relativement basses, ce qui est le cas de la majorité des modes de cuisson ménagers, sauf évidemment pour la cuisine à la vapeur ou les plats mijotés.

Le plus gros danger des barbecues reste néanmoins la brûlure ! La cuisson au barbecue doit rester occasionnelle (à raison de deux fois par semaine l'été, cela reste raisonnable) pour minimiser les risques mentionnés ci-dessus. Ne consommez pas les parties noircies, évitez le contact direct de l'aliment avec la flamme. Enfin accompagnez vos plats de légumes afin de fournir à vos artères et vos cellules des antioxydants bénéfiques.

et risque de se déshydrater, ce qui peut s'avérer catastrophique lors de canicules.

LES FRUITS ET LÉGUMES

Tous les professionnels de la santé s'accordent sur le fait de consommer cinq fruits et légumes différents par jour, pour le bénéfice santé démontré (notamment pour prévenir le développement de certains cancers et maladies cardio-vasculaires).

Le prix des fruits et légumes peut constituer un obstacle non négligeable, mais il faut préciser que les surgelés peuvent être consommés en toute quiétude avec un apport vitaminique non négligeable. Les 400 à 500 grammes journaliers de fruits et légumes sont facilement obtenus dès lors que l'on effectue des mélanges comme les salades de fruits et les soupes, maison ou surgelées. Le fait d'ajouter des herbes permet d'atteindre l'objectif sans difficulté.

Une étude du *British Medical Journal* précise même que les fruits et légumes utilisés dans les plats cuisinés, qu'il s'agisse de soupes en sachet, de plats préparés ou de sauces tomate, peuvent parfaitement contribuer à cet objectif. Le problème diététique que posent ces préparations tient à l'ajout de sel, de matières grasses et de sucre. Mais cela peut dépanner de temps en temps une mère de famille surchargée. Pour tenir l'objectif, on peut également proposer, par exemple :

– un jus de fruits au petit déjeuner, une crudité et un fruit à midi, un fruit éventuellement au goûter, une assiette à soupe de minestrone et une compote le soir ;

– une compote le matin, une part de légumes cuits à midi, un fruit à 16 heures, encore des légumes du type ratatouille et une salade de fruits (sauf si cela trouble le sommeil) ou une part de tarte aux fruits maison le soir.

Les laitages

Il faut apprendre à décrypter l'emballage des laitages. Évitons de prendre des laitages au lait entier trop gras et ne cédons pas aux effets de mode qui mettent en avant des propriétés santé et masquent parallèlement un apport calorique important.

Un yaourt ne devrait pas dépasser 80 calories, sauf une exception de temps en temps à considérer comme une gourmandise. Choisir sereinement peut donc s'avérer souvent complexe.

Tel produit est-il vraiment allégé ? Est-on d'ailleurs obligé de consommer des allégés ?

Les revues comme *Que Choisir* ou *60 millions de consommateurs* permettent souvent d'éclairer l'acheteur lambda perdu face aux linéaires de supermarchés.

- *Les yaourts*

Les yaourts blancs normaux font parfaitement l'affaire. On peut même s'accorder régulièrement un plaisir avec des yaourts au lait entier mais non parfumés. Leur valeur calorique n'excède pas 80 calories. Il vaut mieux faire cela que de manger deux yaourts allégés sous prétexte que c'est allégé, ce qui représente alors 120 calories, voire plus.

En règle générale, nous conseillons des yaourts faisant au maximum 80 calories par pot. Au fil des ans, l'agroalimentaire a eu tendance à augmenter de façon importante la taille des pots qui contiennent désormais de 80 à 150 grammes. L'apport calorique n'est donc bien sûr pas identique d'un pot à l'autre.

- *Le fromage*

Le fromage en France, c'est comme le vin : tout un symbole ! Il existe d'ailleurs autant de variétés de fromages que de jours dans l'année.

Tous les fromages sont faits à partir de lait. On distingue, selon le type de préparation, des fromages à pâte pressée cuite ou non cuite, des pâtes molles à croûte lavée ou fleurie, des pâtes persillées, des fromages de chèvre, des fromages frais, des fromages fondus.

Interdire le fromage à un patient gros consommateur revient à s'en faire un ennemi, à le perdre ou, pis, à le rendre malheureux. En revanche, sans interdire, nous insistons pour que la dégustation de fromage soit toujours associée à la consommation d'un fruit, qui neutralise l'acidité fournie par le fromage afin de ne pas amplifier, entre autres, le risque de calculs rénaux. La consommation quotidienne d'une portion de 40 grammes paraît raisonnable.

Attention au piège du gruyère râpé ajouté dans la soupe ou du parmesan sur les pâtes qui amènent les patients à dire de façon saugrenue qu'ils suivent vos principes mais que, malgré cela, ils prennent du poids.

Les produits allégés

Les produits allégés sont apparus dans les années 1960. Le premier d'entre eux a été le lait, décliné en demi-écrémé et écrémé. L'aspartame et les autres édulcorants (allégés en sucres) existent depuis les années 1970. Le beurre allégé a été commercialisé au début des années 1980. On trouve désormais toutes sortes d'aliments allégés, ce qui entraîne une confusion chez le consommateur : plats allégés, chips allégées, boissons sans sucre, vinaigrette allégée, fromages allégés, confitures allégées, charcuterie allégée...

L'agroalimentaire a fait de considérables efforts sur ces produits en rendant leur goût suffisamment savoureux pour qu'ils deviennent parfois source de gourmandise. Certains consommateurs n'hésitent ainsi pas à en consommer plus qu'ils ne le devraient, ce qui leur fournit un apport calorique non négligeable. Mais si le goût est bon, les consommateurs ne sont cependant pas dupes et ils apprécient davantage les produits gras que les aliments allégés en graisses. Si nous aimons les produits allégés pour leur goût, il n'y a aucune raison de ne pas en consommer mais en restant raisonnable. Une calorie reste une calorie, qu'elle soit *light* ou non. Si l'épicurisme nous tourne plutôt vers des produits gras, il n'y a aucune raison de bouder notre plaisir, mais en sachant déguster et en sachant raison garder.

Les matières grasses ajoutées

Leur apport doit être limité, tout en sachant qu'il y a gras et gras. Mieux vaut le gras du cassoulet toulousain, qui contient des acides gras mono-insaturés, que le gras des frites accompagnées de mayonnaise à Lille, source énorme d'acides gras saturés très nocifs pour les artères.

- *Les huiles*

En ce qui concerne les huiles, il est de bon ton et de bon goût d'en posséder deux types, à utiliser en alternance. Par exemple, pour l'assaisonnement, on peut utiliser l'olive, le colza, le lin, le soja, la noix, voire des mélanges d'huile de café et de colza. Pour la cuisson, on a le choix entre l'olive, l'arachide, le tournesol ou des huiles prémélangées. Toutes les huiles se valent du point de vue calorique, apportant 9 000 calories par litre, soit 90 calories par cuillère à soupe.

Beaucoup de patients assaisonnent allègrement leur plat en pensant que c'est bon pour la santé. Ils oublient l'impact calorique extrêmement préjudiciable de ce geste. Il ne faut pas oublier que l'huile, quelle qu'elle soit, c'est 100 % de graisses (le beurre n'en contient « que » 81 %). La rançon pondérale sera lourde si vous bombardez votre plat d'huile !

Quant à l'huile d'olive, on n'a pas apporté la preuve de son rôle préventif sur le plan cardio-vasculaire. Dans la *Lyon Diet Heart Study*, célèbre étude signée des Drs Serge Renaud et Michel de Lorgeril[1], les résultats incroyables de prévention cardio-vasculaire, qui peuvent légitimer le fait de mettre un peu d'huile dans sa cuisine, ont été obtenus avec une margarine fabriquée à partir d'huile de colza. Le colza contient les fameux oméga-3, ce qui n'est pas le cas des viennoiseries ou des gâteaux fourrés, ni de l'huile d'olive.

Faut-il tomber forcément dans les sollicitations de l'agroalimentaire qui recommande les œufs enrichis en oméga-3 ou telle margarine hypocholestérolémiante ? Je ne pense pas. Tout commence par votre assiette et votre comportement. Il est inutile de consommer un produit diminuant le taux de cholestérol si, à côté, tout est prétexte pour le n'importe quoi. N'oubliez jamais que sans règles hygiéno-diététiques, on n'arrive à rien.

---

1. *Lancet*, 1994.

La meilleure façon de faire ses courses pour éviter de prendre du poids

• En premier lieu, ne faites jamais vos courses le ventre vide.

• Quand vos courses s'y prêtent, prenez plutôt un panier qu'un chariot, vous en mettrez moins. La taille démesurée des chariots des hypermarchés est faite pour que vous consommiez plus.

• Ne cédez pas aux produits en promotion, ce sont souvent des produits de marque donc, à la base, plus chers, et ils sont proposés par lots, ce qui majore vos apports alimentaires.

• Pour tout produit qui vous paraît « litigieux » en termes de calories, lisez les ingrédients qui sont toujours classés par ordre décroissant.

• Ne vous arrêtez qu'aux rayons qui vous intéressent. Pour cela, il est utile de connaître le magasin. Il faut presque opérer un repérage ! Si vous faites vos courses dans un nouvel endroit, vous allez vous perdre dans les rayons, car tout est étudié pour vous faire déambuler dans l'espace le plus grand afin de créer en vous des envies imprévues. Vous effectuez alors des achats réflexes d'autant plus facilement que vous êtes accompagné de vos enfants. Le chariot va perdre l'orientation nutritionnelle initialement prévue pour se charger de produits alimentaires superflus, la plupart du temps très énergétiques qui vont prendre place dans vos placards. Préparez donc une liste de courses au préalable et tenez-vous-y.

• Vous pouvez emmener vos enfants avec vous à condition de savoir résister à certaines sirènes. Laissez-les prendre un chariot et faire leurs propres courses, vous pourrez être favorablement impressionné et profiter de l'occasion pour aborder les questions nutritionnelles.

- *Beurre ou margarine ?*

Le beurre entier est préparé avec la crème du lait de vache : 22 litres de crème sont nécessaires à la fabrication d'un seul kilo de beurre. Le beurre entier est donc composé de plus de 80 % de matières grasses, ajoutées à 15 % d'eau et de sel. Le beurre fait ainsi partie des acides gras saturés et les études épidémiologiques mettent en évidence leur effet néfaste dans le domaine cardio-vasculaire si l'on en abuse.

Doit-on donc préférer la margarine composée d'acides gras poly-insaturés au beurre si souvent décrié dans le passé et voué aux gémonies par certains médecins qui l'accusent de participer au fléau des maladies cardio-vasculaires et du cancer ?

Le beurre est riche en lécithine, substance qui aide à l'assimilation du cholestérol. Il contient également de la vitamine A, de la vitamine E et d'autres antioxydants comme le sélénium. Une étude du *Medical Research Council* a montré que les hommes consommateurs de beurre étaient deux fois moins atteints de maladies cardiaques que les utilisateurs de margarine. Mais pour diminuer l'apport calorique, il faut se contenter de la petite tablette de 12,5 grammes par jour (tablette d'hôtel) ou de beurre allégé sans en mettre une tonne sous prétexte qu'il est allégé !

Le sucre

- *Les produits sucrés*

Leur consommation doit être surveillée : les sucres ajoutés ne doivent pas représenter plus de 10 % de nos apports quotidiens recommandés (AQR). Sachant qu'une canette de Coca apporte la moitié de la quantité maximale de sucre ajouté pour un adulte, la limite est vite franchie !

Si certaines études ne montrent pas de liens entre consommation de sucre et obésité, en revanche des études d'observation et interventionnelles établissent une relation entre consommation excessive de boissons sucrées et prise de poids. En cas d'excès de boissons ou d'aliments sucrés, le fructose (qui a un index glycémique bas) possède la spécificité d'agir au niveau du foie où il est transformé. Dans le cas d'apports limités, cela ne pose pas de problème, mais en cas de prise exagérée régulière, le foie se charge en graisses et fabrique des triglycérides qui seront transformés en acides gras libres périphériques entraînant une prise de poids.

Le fructose peut aussi contribuer à la fabrication de l'acide urique à l'origine de la goutte, de calculs rénaux et, quand il est en excès, au stress oxydant, élément tenu en partie pour responsable du processus de vieillissement et des maladies dégénératives comme les démences séniles, le diabète et la dégénérescence maculaire liée à l'âge. Il faut donc éviter une consommation abusive de boissons sucrées, d'autant plus qu'en mangeant des fruits on a rarement des cas de surconsommation. Et les fruits apportent en plus des fibres et des micronutriments.

Le gain de poids apparaît également dès lors que l'on consomme une alimentation manufacturée qui consiste la plupart du temps en un mélange de sucres et de graisses. L'organisme oxydera (brûlera) en priorité les glucides et stockera les graisses. Il existe en effet une hiérarchie dans l'oxydation. On brûle en priorité les protéines puis les glucides, dont les féculents, et ensuite seulement les graisses. Notre alimentation devrait donc comporter davantage de glucides à absorption lente comme les féculents, moins de sucres rapides (bonbons, jus, sodas, confitures entre autres) et de graisses, tout en maintenant les protéines.

- *Les sucres lents*

Chassons les idées fausses concernant la prise de poids liée aux féculents. Cela ne fait pas grossir. Tous les sportifs vous le diront. Même si vous ne faites pas de sport intensivement, il vous faut quotidiennement des féculents pour vous rassasier suffisamment dans le temps, ce qui permet de lutter contre les fringales. Les féculents fournissent du glucose aux organes, notamment au cerveau, qui est le plus gros consommateur de sucre.

De nombreux régimes médiatisés ont largement contribué à promouvoir ces idées ancrées dans l'inconscient collectif et que nous avons le plus grand mal à combattre. Il faut réhabiliter les féculents dans notre pays. Il faut restaurer dans nos plats les légumineuses qui faisaient partie de notre alimentation ancestrale au Néolithique. Enfin la consommation de pain baisse dans notre pays et c'est bien dommage, car on remplace le pain par des viennoiseries ou des céréales mal équilibrées.

Le sel

Son apport doit être réduit mais pas supprimé. La prise de poids n'est pas liée à la consommation de sel, sauf dans des pathologies très particulières (une insuffisance cardiaque, par exemple) et qui ne relèvent pas de ce livre. Cela dit, nous consommons trop de sel et cela élève la pression artérielle, facteur reconnu de risque de maladies cardio-vasculaires. La consommation accrue de sel favorise aussi l'excrétion urinaire de calcium (calciurie) et accentuer donc la déminéralisation osseuse.

Les boissons

Les eaux peu sucrées apportent l'équivalent de deux morceaux de sucre pour 50 centilitres. Ce n'est pas rien ! Il vaut mieux préférer évidemment l'eau basique et, si l'on tient à des saveurs, une eau aromatisée « sans sucre » ou édulcorée.

Les apports énergétiques fournis par les boissons sucrées posent un problème particulier et en consommer peut avoir plus de conséquences que ce que l'on croit. En effet, leur densité énergétique est moins bien prise en compte que les aliments solides dans les mécanismes de régulation. La note calorique totale peut être élevée car, comme nous l'avons vu, le cerveau a une mauvaise perception du liquide. Chez les enfants, certaines études estiment le surcoût calorique à 10 %. Sachant que la consommation de jus de fruits a augmenté de 71 % en quatre ans et celle des sodas de 33 %, il faut savoir limiter la quantité de boissons sucrées absorbées quotidiennement sous peine d'alourdir conséquemment sa charge calorique.

La thérapie cognitivo-comportementale

Le rôle du thérapeute

Un praticien compétent

De nombreux médecins ne croient plus dans les vertus d'un régime alimentaire, persuadés qu'ils sont de l'inexorable rechute et de la futilité des conseils prodigués. D'autres n'aiment pas gérer les problèmes de poids car l'obésité ou le surpoids peut leur faire peur, les gêner.

Beaucoup de médecins pensent en leur for intérieur que si l'on est obèse, c'est qu'on le veut bien. Si l'on est en surpoids, c'est que forcément on mange plus que ce qu'on déclare. Si l'on est en surpoids, c'est qu'on est paresseux. Si l'on est en surpoids, c'est qu'on a un manque d'affirmation de soi. Si l'on est en surpoids, c'est qu'on est un gentil qui ne se rebelle pas. Ces préjugés sont catastrophiques, d'autant plus qu'ils proviennent du professionnel de santé censé écouter un être en souffrance. Si l'on souhaite avoir un peu de crédibilité, il faut croire en ce que l'on dit et développer un domaine de compétence dans l'obésité, ce qui est le cas de peu de médecins car les études médicales ont longtemps délaissé cette question. Beaucoup de médecins se désintéressent de l'obésité car cela phagocyte leur temps. Peu d'entre eux ont acquis une formation complémentaire dans ce domaine. Mais la médecine tend à s'ultraspécialiser et on rencontre désormais des médecins traitant uniquement des cas d'obésité comme d'autres vont s'occuper spécifiquement des anorexiques ou des boulimiques.

Un moteur essentiel

Le médecin ne doit pas non plus provoquer une peur, source d'inutiles angoisses et même de résistances : « Si vous ne m'écoutez pas, vous ne reviendrez plus car vous ne serez plus de ce monde la prochaine fois ! » C'est le meilleur moyen de perdre un patient et de l'entraîner vers un nomadisme médical forcément délétère. La peur est démobilisante, or il est primordial de mobiliser le patient dans le long terme. S'il est nécessaire de faire naître le doute afin de repérer les résistances qui vont freiner le patient pour assimiler les informations fournies, cela ne consiste pas à instaurer la peur. En faisant verbaliser, on permet à l'autre de décrire ses contradictions (ce qu'on appelle « la balance décisionnelle »).

Alléger sa ration calorique sans être au régime

Pour faire facilement des économies caloriques tout en gardant le plaisir gustatif, et sans parler de régime, vous devez acquérir certains réflexes. Voici quelques exemples.

Le petit déjeuner

- Un jus de fruits en bouteille représente 80 calories. En prenant un jus de pamplemousse frais vous gagnez 40 calories.
- Au café au lait entier (70 calories), préférez un café au lait demi-écrémé, vous gagnerez 30 calories.
- Votre pain au chocolat matinal vous apporte 240 calories alors qu'un croissant nature n'en fait que 100.
- Les céréales chocolatées apportent 150 calories pour une portion usuelle, contre 80 pour les corn-flakes.
- Vous aimez les gâteaux au bon beurre breton (quatre équivalent à 180 calories), préférez-leur le pain complet (une tranche) avec... du beurre (90 calories).

Le déjeuner

- Le sacro-saint steak-frites apporte 600 calories. En prenant plutôt du poisson avec un féculent type riz, vous gagnez 250 calories.
- En prenant un sandwich jambon-beurre plutôt que mayonnaise, vous économisez 300 calories.
- La tarte aux fruits est tentante : pensez aux 620 calories qui vont améliorer vos poignets d'amour. Une salade de fruits, riche en fibres et en vitamines, ce n'est que 200 calories.

• La crème dessert apporte 240 calories contre 120 pour un fromage blanc.

Le dîner

• Une soupe de légumes verts n'apporte que 85 calories : c'est tout de même tentant face aux 200 calories de la soupe aux pommes de terre.

• Sortie chinoise : vous craquez pour quatre nems à 100 calories chacun, cela grimpe vite, alors que les bouchées vapeur, c'est pas mal et surtout pour 250 calories vous en avez huit !

• La glace à la vanille peut être évitée, quand on pense qu'elle apporte 200 calories, alors que 120 grammes d'ananas équivalent à 60 calories.

Le thérapeute est un moteur essentiel qui doit dynamiser le patient et se placer lui aussi dans une projection dynamique. On ne doit pas banaliser le problème de poids mais, élément capital, être en empathie avec le patient. Le médecin est là pour aider la personne à positiver, à reprendre confiance en elle. Pour ce faire, il faut lui apporter des soutiens. Certains estiment que, pour réussir une perte de poids, le sujet doit bénéficier de trois soutiens : un dans son entourage immédiat, un autre parmi ses amis et un autre auprès du médecin.

UN COACH

L'un des rôles du médecin consiste encore à aider le patient à anticiper les situations fragilisantes car il y en aura forcément. Perdre du poids peut le débarrasser du statut de bouc émissaire que l'entourage du patient pouvait trouver pratique ! Perdre du poids peut déclencher chez les autres des réactions d'animosité, y compris parmi les proches devenus jaloux et qui risquent de

« le faire payer ». Perdre du poids, ce n'est pas forcément réussir du premier coup mais parfois échouer. Rechuter fait partie du processus normal. Rechuter c'est apprendre, c'est une source d'enseignement pour le futur. La rechute ne doit pas être perçue comme un échec mais comme une première marche vers une amélioration future. Au thérapeute de le faire comprendre au patient. Le médecin doit motiver plutôt que chercher à convaincre coûte que coûte. C'est dès lors un coach. Le terme est d'actualité, mais le concept est celui-là. Dans le médecin, on cherche du Bernard Laporte, du Raymond Domenech.

Pour que le patient change, il faut lui apporter les moyens de comprendre l'utilité de ce changement. Le médecin doit l'éclairer, quitte à balayer les idées fausses, l'aider à décrypter les étiquettes des emballages, à comprendre le lien entre prise de poids et complications de l'état de santé. Il faut le traiter en adulte et non l'infantiliser. Il faut le considérer comme un sujet informé, mais souvent mal informé. Il a aujourd'hui accès à une masse d'informations telles qu'il ne peut pas les trier car il n'a pas forcément l'expertise pour le faire. Au médecin de lui apporter les moyens d'être mieux formé et de mieux s'informer.

Les différents stades du changement de comportement

En 1998, Carlo Di Clemente et James Proschaka, tous deux psychologues, ont établi un modèle transthéorique comportant six stades de changement de comportement par lesquels évolue tout patient candidat à la perte de poids. Ils l'ont décrit ainsi : « L'entretien motivationnel est une approche centrée sur le patient, visant à amener un changement de comportement en aidant le patient à explorer et à résoudre souvent son ambivalence. »

L'objectif final est d'amener le patient à prendre conscience de sa problématique, d'évoquer les possibilités de changement et les moyens permettant d'y arriver.

Chacun des six stades présente des résistances particulières qu'il convient de repérer et, si possible, de traiter.

1. Le stade d'indétermination

L'obèse consultant n'a pas conscience de l'existence d'un problème ou du moins minimise celui-ci. Souvent cette personne est amenée par son entourage. On a affaire à un bon vivant, volontiers blagueur, qui se déclare en pleine forme.

2. Le stade de l'intention

Le patient obèse reconnaît qu'il existe un problème, qu'il serait souhaitable d'agir, mais il repousse toujours le passage à l'acte aux calendes grecques ou veut perdre du poids tout de suite, sans effort.

3. Le stade préparatoire

La personne commence à planifier un changement en consultant et en achetant des livres axés sur le sujet diététique.

85 % des sujets consultant pour un problème de poids se trouvent dans ces trois premiers stades. On ne peut passer à l'action sans permettre à quelqu'un d'indéterminé d'avoir l'intention de perdre du poids et de s'y préparer.

4. Le stade de l'action

La personne commence à mettre en œuvre un changement dans sa vie, par exemple en bougeant plus (la plupart du temps en s'inscrivant dans une salle de gymnastique, ce qui n'est pas forcément la meilleure solution dans ce cadre) ou en entamant un régime. Mais la nature humaine étant que l'on veut tout tout de suite et le plus vite possible, on vise une perte de poids optimale qui ne correspond pas forcément à une réalité. Il est important de viser un objectif réaliste.

5. Le stade de la consolidation

Il correspond à la stabilisation et à la prévention de toute reprise intempestive de poids. Il est alors important de mettre en avant les bénéfices recouvrés par la perte : les genoux sont moins douloureux, on est moins essoufflé, le diabète a disparu ou il est mieux régularisé, la prise de médicaments est réduite, on recouvre une estime de soi.

6. Le stade de la rechute

Cela ramène la personne en arrière, avec l'impression d'être confrontée au mythe de Sisyphe.

Identifier les comportements et définir les objectifs

Nous devons travailler à partir de cela en développant des stratégies, voire des plans de bataille destinés à contrer les idées négatives (du type : je m'interdis de craquer, je refuse systématiquement toutes les invitations, etc.) qui prédisposent aux rechutes. Il faut faire prendre conscience au patient qu'un écart peut exister et n'est pas synonyme de rupture du contrat avec comme corollaire l'idée que l'on ne vaut rien. Amener une personne qui craque quotidiennement à craquer une fois par semaine est déjà une réussite.

Il faut, dans un premier temps, identifier les comportements que l'on veut modifier. Il ne s'agit pas forcément d'agir sur le plan alimentaire, mais peut-être sur celui de la gestion du stress, de la lutte contre la sédentarité. Ce n'est pas forcément le patient qui doit changer, mais son environnement. Cela peut en effet lui permettre parfois de mieux modifier son comportement. Certaines personnes vont même guérir de certains troubles du comportement alimentaire en déménageant, en prenant leur retraite, en divorçant !

Une fois l'identification des comportements à risque établie, on fixe des objectifs, qui peuvent à la limite se réduire à un seul, du moment qu'il est tenu, du style « en 2008, je vais marcher trente minutes par jour quel que soit le temps ». Il est important de procéder étape par étape, en restant à la portée de l'individu. Pour franchir des montagnes, il faut apprendre à gravir des collines. Fixer des objectifs irréalisables à un patient ne peut que renforcer son déni.

L'autosurveillance constitue également un élément crucial de la prise en charge. Le patient doit apprendre à se connaître en consignant son propre comportement sur un carnet afin de mieux démanteler les mécanismes déclencheurs de crise. Plus on est franc avec soi-même, plus on augmente ses chances de réussite de perdre du poids durablement. Le patient pourra ainsi tenter d'agir sur les signaux négatifs de son environnement qui peuvent déclencher des réactions alimentaires compulsives. « J'arrête de prendre le RER à jeun car à chaque fois je

L'OBJECTIF SMART

Imaginé par le Pr Silla Consoli, psychiatre de liaison à l'hôpital européen Georges-Pompidou à Paris, cet objectif suppose que le patient va se donner un objectif spécifique (S) du type « je vais bouger plus ». L'objectif doit être mesurable (M) : « Je vais marcher trente minutes par jour. » L'objectif doit être atteignable (A) : « Je peux le faire, ce n'est pas très contraignant. » Le patient doit pouvoir évaluer la récompense (R) attendue : « En faisant cela, je vais mieux respirer, je serai moins essoufflé. » Enfin il doit déterminer le type (T) de processus par lequel il pourra arriver à tendre vers cet objectif : « Je vais m'acheter un podomètre permettant de quantifier le nombre de mes pas. »

m'octroie une barre chocolatée au distributeur automatique. Je vais manger un fruit juste avant afin de me caler. » « Je n'allume plus la télévision dès que je rentre car cela déclenche immédiatement en moi des envies frénétiques de manger même si je n'ai pas faim. » « Je ne fais plus mes courses à jeun mais après avoir mangé. » L'alimentation et une autre façon de se nourrir doivent être pensées positivement.

Rappelons que l'objectif final est d'obtenir un arrêt de la progression du poids, une stabilisation et, si possible, une perte de poids même minime qui sera déjà bénéfique pour la santé.

La gestion du stress et le soutien psychologique

Beaucoup de patients sont parasités par des pensées négatives qui nuisent à tout projet d'amaigrissement durable. Pour eux et souvent pour leur entourage, l'échec est inéluctable, et ils multiplient les régimes donc les échecs.

La gestion du stress paraît de plus en plus indispensable dans la prise en charge effective d'un obèse ou d'un patient touché par le yoyo pondéral. Le stress (du latin *stringere*, « oppresser ») décrit la réponse de l'individu à une agression physique ou mentale. Son impossibilité à maîtriser la situation déclenche la réaction stressante. Cela peut prendre une forme biologique, psychologique ou viscérale (l'estomac qui se noue, la gorge qui se serre). L'agression est transitoire ou durable, avec un phénomène adaptatif bénéfique ou délétère pour l'organisme dans le long terme. Les réactions de celui-ci peuvent prendre des voies diverses selon la personnalité du sujet. On verra se développer des comportements addictifs de refuge dans l'alcool, la nourriture, le tabac...

Nos sociétés modernes sont émotionnellement déstabilisantes. La disponibilité alimentaire accrue peut, sur certains terrains génétiquement prédisposés à stocker, induire des troubles du comportement alimentaire et une prise de poids.

Le soutien psychologique est indispensable dès lors que l'on aborde une maladie chronique évolutive. L'obésité en est une. Il faut lutter contre la culpabilité de l'obèse qui tente de perdre du poids mais n'y arrive pas. Il faut l'aider à retrouver de l'assurance. En permettant au patient de s'affirmer, on lui donne les moyens de mieux appréhender les moments de doute qui apparaîtront inéluctablement. Mais il faut être en empathie sans tomber dans la psychologisation abusive. L'empathie, c'est reconnaître le patient dans son individualité et son autonomie. Le médecin n'est pas à la place de son patient.

Un entretien avec un psychiatre, avec un psychologue peut parfois aider à dénouer des situations bloquées. Il faut accorder du temps au patient, ce qui n'est pas simple dans l'organisation des consultations telle qu'elle se fait actuellement en France. Mais il faut également la participation du patient. Celui-ci est un acteur primordial qui doit collaborer et non pas rester passif devant la « toute-puissance médicale ».

Les aides envisageables

Le suivi en externe et l'hospitalisation

Le médecin peut proposer un suivi en externe ou une hospitalisation, généralement en court séjour, voire en hôpital de jour comme cela se pratique dans des services hospitaliers spécialisés. Cela permet d'avoir un effet *starter* en provoquant chez certains patients un véritable électrochoc du fait que l'hospitalisation leur permet de côtoyer des gens qui leur ressemblent ou à qui ils ne veulent pas ressembler. Ces courts séjours ont des vertus thérapeutiques.

En outre, l'occasion ainsi offerte de faire un check-up complet fournit un état des lieux souvent bénéfique psychologiquement. Le but, dès lors, n'est pas de perdre du poids immédiatement, mais d'arrêter de faire la politique de l'autruche, de comprendre un peu mieux les choses – en particulier pourquoi on est en échec permanent –, de visualiser les portions alimentaires, de reprendre une activité physique et d'entamer un soutien psychothérapeutique souvent inexistant jusqu'alors. Il est ensuite impératif de continuer par un suivi en externe à long terme, sous peine de revenir à la case départ. Ce suivi se fera par des consultations régulièrement espacées avec un médecin nutritionniste, un psychologue ou un psychiatre, une diététicienne, en coordination avec le généraliste.

L'hospitalisation permet également à la personne d'entamer un « travail de deuil » sur le poids idéalisé dans lequel elle avait surinvesti. Elle réalise qu'une perte de poids minime peut être plus bénéfique et plus tenable que les objectifs irréalisables qu'elle s'était fixés par le passé.

Quant aux moyens séjours, s'ils satisfont les patients, ils ne sont pas étayés par des résultats probants. Au vu des statistiques, généraliser ce type de prise en charge semble peu utile. Enfin, les séjours longs ne font que reculer la date où le patient devra à nouveau affronter l'extérieur. Il anticipe mal la sortie qu'il vit comme un retour en arrière. Mais rappelons qu'on ne doit pas être dans l'assistanat, mais bien dans un accompagnement qui laisse son libre arbitre à l'individu.

Les aides médicamenteuses

Des médicaments tristement célèbres

Certains médecins et patients sont très méfiants à l'égard des prescriptions à visée amaigrissante en raison des dérapages passés et certainement présents, beaucoup d'entre elles sortant du champ thérapeutique.

Ainsi, des gens en surpoids de quelques kilos prennent des médicaments diurétiques ou hyperthyroïdiens, ce qui est potentiellement très dangereux. Prendre un diurétique pour un problème de surcharge graisseuse est en effet antinomique car c'est un antihypertenseur qui aide à faire perdre de l'eau. Le problème de l'obèse, c'est qu'il a trop de gras. Le diurétique n'a donc aucune action sur le problème de fond. Administrer un médicament stimulant le fonctionnement de la thyroïde à quelqu'un qui n'a aucune pathologie thyroïdienne risque de le faire basculer dans la maladie, entraînant hypertension, tachycardie, perte de poids spectaculaire par métabolisme accéléré avec fonte musculaire, des globes oculaires proéminents, une soif intense, des troubles du caractère, etc. Bref, ce médicament n'est absolument pas adapté à une perte de poids en toute sécurité.

L'histoire de l'Isoméride® (dexfenfluramine) a échaudé plus d'un patient par rapport aux aides médicamenteuses. Ce médicament français retiré du marché mondial depuis 1998, suite à une étude américaine publiée dans le *New England Journal of Medicine*, a eu le vent en poupe à la fin des années 1980 et au début des années 1990. L'association délétère baptisée « fen-phen » qui était parfaitement contre-indiquée a entraîné la mort de nombreuses personnes. Ainsi de nombreux Américains ont mélangé deux médicaments amaigrissants, l'Isoméride® (le « fen ») avec de la phentermine (le « phen »), puissant anorexigène d'action centrale. L'ensemble a entraîné des valvulopathies (maladies des valves cardiaques) catastrophiques. Des cas similaires sont apparus chez des sujets ne prenant que de l'Isoméride® ou du Pondéral®, un produit similaire. En France, de nombreux médecins ont prescrit de l'Isoméride® seul, mais chez des patients en simple surcharge. Cela a provoqué des cas d'hypertension artérielle pulmonaire nécessitant une greffe pulmonaire avec parfois une greffe cardiaque associée. Ce qui est cher payé pour quelques kilos ! La leçon à tirer de ces événements dramatiques est de toujours rester dans le champ thérapeutique et d'apprécier la balance bénéfice/risque : quels sont les avantages que le patient va tirer de ce qu'on lui prescrit ? Quels seront les inconvénients prévisibles ? On ne doit pas jouer à l'apprenti sorcier.

Face à une pathologie chronique, qui ne repose pas seulement sur la seule volonté du patient, il faut un plan de bataille incorporant les dernières connaissances scientifiques. Un médecin doit avoir connaissance des dernières publications scientifiques et faire de la formation médicale continue. La médecine est en mouvement perpétuel.

Les médicaments actuels

Les médicaments contre l'obésité actuellement sur le marché sont au nombre de trois, ce qui est très limité. Ce sont la sibutramine (Sibutral®), le rimonabant (Acomplia®) et l'orlistat (Xenical®). Leur efficacité en termes de perte pondérale est globalement similaire et relativement modeste. Il n'existe et il n'existera jamais de pilule miracle rendant sylphide un obèse. Le succès relatif des médicaments sera optimisé à la condition que les mesures d'accompagnement classiques citées plus haut, y compris le soutien psychologique, soient appliquées.

Si toutes les conditions sont réunies, on peut espérer perdre en moyenne 8 à 10 % de son poids sur un an, soit 3 à 5 % de plus qu'un sujet n'ayant pas recours aux médicaments. Deux études cliniques ont montré un maintien de la perte de poids à long terme même après arrêt du traitement.

Il y a donc indiscutablement un effet propre aux médicaments qui font que l'on ne peut les ignorer dans le cadre d'une prise en charge de l'obésité. Mais leurs effets secondaires peuvent être nombreux et doivent obligatoirement être mentionnés au moment de la prescription. Nous allons y revenir ci-après.

- *Le rimonabant (Acomplia®)*

Ce médicament a un effet intéressant comme anti-addictif pour réguler l'alimentation chez certains patients. Certains disent trouver ainsi un sentiment de plénitude face aux aliments et perdre l'état de frénésie antérieur qui les faisait dévorer.

Le rimonabant induit une perte de poids pas plus spectaculaire que les autres médicaments actuellement commercialisés. Il a une action bénéfique sur le tissu adipeux viscéral en permettant d'affiner le tour de taille. L'adiponectine (voir plus haut), qui est abaissée chez l'obèse, remonte indépendamment de la perte de poids, ce qui permet de diminuer l'insulino-résistance des cellules. L'action propre sur l'amélioration de la sensibilité à l'insuline est utile dans l'équilibre du diabète.

Les effets secondaires les plus notables concernent un changement d'humeur avec des traits de caractère amenant parfois à la colère, à un côté soupe au lait. La dépression est un effet à redouter, ce qui élimine d'emblée tout patient connu pour un état dépressif latent ou en cours de traitement. Enfin on ne prescrit jamais un tel produit chez la femme enceinte ou susceptible de l'être, ni chez l'enfant ou la personne âgée.

Le rimonabant doit être assimilé à jeun le matin afin d'éviter l'état nauséeux.

Il peut être pris en charge à 35 % en cas d'obésité associée à un diabète type 2 non équilibré sous monothérapie et malgré les règles hygiéno-diététiques classiques. Le médecin peut alors établir une ordonnance d'exception officialisant cet état de fait.

- *La sibutramine (Sibutral®)*

Cette substance inhibe la prise alimentaire et accroît la production de chaleur après le repas, ce qui permet de renforcer l'élimination des calories et donc le niveau des dépenses énergétiques. Elle augmente deux substances fortement impliquées dans le contrôle de la faim et un peu moins dans celui de la satiété.

La sibutramine est préconisée seulement chez l'adulte présentant un IMC supérieur à 30 (obésité) ou supérieur à 27 avec complications associées (type diabète, hypertension artérielle).

Les contre-indications habituelles regroupent la grossesse, l'allaitement, des troubles psychiatriques non résolus, des problèmes cardiaques instables (antécédents d'accident vasculaire cérébral, hypertension mal contrôlée, des patients à risque cardio-vasculaire élevé, la proximité d'un infarctus), des problèmes thyroïdiens, des insuffisances rénales ou hépatiques, des problèmes de toxicomanie ou de pharmacodépendance.

Il paraît évident que l'on ne doit pas prescrire un médicament amaigrissant à un patient dépressif ou qui risque très probablement de le devenir. Certains s'étonnent encore que cela figure dans les contre-indications absolues, mais il en a toujours été ainsi et il en sera toujours ainsi. Il est plutôt étonnant de découvrir encore des ordonnances combinant antidépresseurs et substances contre l'obésité (sauf sur avis spécialisé hospitalier).

Les effets secondaires habituellement mentionnés sont des effets banals pour un médicament agissant au niveau du cerveau, à savoir : la sécheresse de la bouche, des nausées, de la constipation, des maux de tête pas très forts, de l'insomnie (on prend le médicament le matin). D'autres effets périphériques plus gênants font que la prescription de ce médicament est initiée par des spécialistes. Il s'agit d'effets cardio-vasculaires obligeant à surveiller la pression artérielle et la fréquence cardiaque.

Ce médicament n'est pas remboursé par la Sécurité sociale et affiche un prix libre qui varie selon les officines. Le prix de base se situe aux alentours de 80 euros pour un traitement de vingt-huit jours. S'il est actif, on peut partir sur un traitement d'un an.

- *L'orlistat (Xenical®)*

Ce médicament diminue l'absorption des graisses au niveau intestinal entraînant un effet secondaire éducatif : des selles liquides. C'est donc un traitement de malabsorption des graisses dont environ 30 % sont éliminées dans les selles.

Le transit sera d'autant plus perturbé que le patient aura mangé plus gras. Ce dernier apprend donc à contrôler ses apports en graisses. Il est souvent surpris de constater qu'il a mangé plus gras que ce qu'il pensait. Il vaut donc mieux démarrer le Xenical® un week-end afin de s'habituer à l'effet secondaire qui peut s'avérer redoutable en semaine après un repas d'affaires un peu trop chargé. Les autres effets indésirables sont les risques de flatulence et d'inconfort digestif.

Les contre-indications à la prise de ce médicament sont quasi inexistantes.

Ce produit n'est pas remboursé par la Sécurité sociale et son prix peut varier de plus de 40 euros selon les pharmacies. Il ne faut pas hésiter à faire jouer la concurrence.

Les aides chirurgicales

Une phase préparatoire indispensable

La chirurgie de l'obésité, dite « bariatrique », à condition de bien poser les jalons préopératoires, peut représenter un espoir non négligeable pour certains patients en obésité importante. Nombre d'études l'attestent, dont les dernières viennent d'être publiées dans le prestigieux *New England Journal of Medicine* du 23 août 2007. Cette chirurgie est d'ailleurs en pleine croissance, notamment aux États-Unis – ce qui n'est guère une surprise –, et s'est considérablement développée en France (à savoir de 800 % entre 1995 et 2001).

Elle peut donc faire partie du plan thérapeutique, à condition de respecter scrupuleusement les recommandations des sociétés savantes (parues en 1997) et de s'y tenir strictement. Il n'y a pas de place pour la fantaisie et l'amateurisme !

La motivation du patient et sa demande constituent un préalable indispensable. La perte de poids peut parfois dépasser les 40 à 50 kilos sur un an, ce qui est énorme et entraîne souvent des conséquences psychologiques.

Il faut donc préparer le patient à ce changement de repères corporels qui peut être très perturbant. Des années après, des patients, des femmes pour la plupart, nous font part de leurs erreurs persistantes concernant le choix des tailles dans les magasins. Citons aussi le cas d'une patiente qui continuait, malgré une perte de poids importante, de marcher au milieu des couloirs du métro de peur d'accrocher les parois du fait de son obésité massive antérieure.

Il faut également préparer à la phase de reconstruction quasi inévitable qui intervient en phase finale, au moment de la stabilisation. On effectue alors l'exérèse des excès de peau et de tissu adipeux souscutané. Le patient passe donc par une étape inconfortable où certes il maigrit, mais où parallèlement il se retrouve dans une insatisfaction corporelle car les chairs pendent, les seins tombent, le ventre se relâche. Le patient doit y être préparé et envisager qu'il devra se reconstruire ultérieurement.

Les recommandations nécessaires

Il faut considérer la chirurgie de l'obésité comme une mesure exceptionnelle dont l'indication doit être mûrement réfléchie. Pour cela, il est nécessaire d'avoir bénéficié au préalable d'un suivi médical spécialisé d'au moins un an incluant le suivi diététique, le suivi psychologique et le traitement des complications de l'obésité. Il faut donc avoir tenté de perdre du poids avec les traitements conventionnels, y compris avec des cures d'amaigrissement. Cela élimine d'emblée tout patient qui se présente en affichant un prétendu suivi mais sans aucune assise scientifique sérieuse (sont donc exclus les amaigrisseurs et toutes les boutiques de téléachat, de vente par correspondance, les sites internet, vendant de l'amaigrissement au moyen d'appareils plus ou moins délirants et évidemment coûteux).

L'indice de masse corporelle minimal requis pour l'intervention est de 35 kilos/m^2 avec complications associées (type diabète, hypertension, problèmes orthopédiques) ou supérieur à 40 kilos/m^2.

Il faut veiller à ne se faire opérer que par des chirurgiens entraînés travaillant de concert avec une équipe médicale formée à gérer ce type d'opération. L'approche psychologique de tous ces médecins est de refuser toute stigmatisation de l'obèse et d'être en empathie avec le patient.

L'évaluation préopératoire doit être menée par une équipe pluridisciplinaire incluant un spécialiste de la nutrition, un psychiatre, le médecin traitant, le gastro-entérologue, l'équipe chirurgicale, sans oublier l'anesthésiste.

Un point sur l'état psychique et l'état de santé doit être fait, mais également sur le mode de vie du patient, ses habitudes alimentaires, y compris celles liées à la religion. Son emploi du temps doit être étudié. On doit tenir compte du travail en horaires décalés.

Les contre-indications temporaires ou définitives doivent être évaluées.

Le patient doit prendre conscience du fait que son suivi est à vie (plus de 50 % des patients disparaissent en postopératoire sans que l'on sache ce qu'ils deviennent : échec, complications psychologiques ou médicales, développement de carences, amélioration nette ?).

Il s'agit d'un engagement à long terme et non d'une opération décidée sur un coup de tête. L'information délivrée oralement doit être complétée par la signature d'un document liant les deux parties, un vrai contrat de confiance : le patient fait confiance au médecin mais l'inverse est également vrai [1].

1. A. Basdevant, B. Guy-Grand, *Médecine de l'obésité*, Flammarion Médecine-Sciences, 2004.

Les différentes techniques

• *Les interventions restrictives pures*

Elles réduisent la capacité gastrique. Il s'agit de la gastroplastie verticale calibrée, de l'anneau et, depuis peu, de la *sleeve* gastrectomie.

• La gastroplastie verticale calibrée consiste à agrafer l'estomac de façon à délimiter une petite poche gastrique dans sa partie haute, ce qui procurera une sensation de satiété quasi immédiate au passage des aliments et un sentiment accru de satiété.

• Le principe de l'anneau permet d'éviter de couper quoi que ce soit. Plus de 7 000 anneaux de gastroplastie ajustables ont été posés en France en l'an 2000, alors que cette technique n'y a été introduite qu'en 1994. Le principe de l'anneau est un peu celui du sablier. Il s'agit de réduire le volume de l'estomac grâce à un bandage circulaire de sa partie haute. L'une des complications tardives les plus fréquentes est la dilatation de la poche formée au-dessus de l'anneau avec un risque potentiel de perforation. Cette chirurgie entraîne en outre des complications fonctionnelles de type vomissements et difficultés à avaler. Des carences en vitamines doivent alors être recherchées et traitées. Certains articles récents parus dans le *New England Journal of Medicine* évoquent même des risques de neuropathie, voire d'encéphalopathie, en raison de carences en vitamines du groupe B (nous avons été amené à hospitaliser en urgence une jeune fille de 23 ans ayant perdu 50 kilos en cinq mois et présentant désormais des difficultés à la marche en raison de troubles neurologiques liés à une carence en vitamine B1). C'est justement pour éviter ces carences qu'un patient ne doit jamais disparaître pensant qu'une fois opéré et perdant du poids, il a tout compris et qu'il est guéri. Du statut d'obèse, on peut passer au statut d'ex-obèse, mais dans ce terme le mot obèse est toujours présent.

• On dispose depuis peu d'une chirurgie de réduction gastrique en pleine expansion et qui a la faveur de bon nombre de chirurgiens spécialistes de l'obésité : la *sleeve* gastrectomie.

Elle consiste en une résection verticale de plus des deux tiers de l'estomac. D'après certains travaux, cette opération présente l'avantage, outre son côté restrictif, de pratiquer l'éviction de la partie de l'estomac sécrétant une hormone orexigène : la ghréline (voir plus haut).

• *Les interventions dites « mixtes »*

Elles associent une restriction avec un élément de malabsorption comme le *by-pass* ou les diversions bilio-pancréatiques.

• Dans le cas du *by-pass*, l'opération consiste à créer une petite poche gastrique par agrafage. On suture sur ce reliquat d'estomac une portion de l'intestin grêle de façon à court-circuiter environ 1 mètre d'intestin. Il y a ainsi deux intestins à fonction différente : l'un baptisé « anse alimentaire » ne reçoit que les aliments et mesure de 1 à 1,5 mètre de longueur ; l'autre, appelé « anse biliaire », permet l'élimination des sécrétions hépatiques et pancréatiques. Cette intervention relativement lourde se pratique par cœlioscopie, ce qui diminue notablement les complications postopératoires, mais elle dure beaucoup plus longtemps (environ deux heures) que la pose d'un anneau (quarante-cinq minutes). L'un des effets secondaires les plus redoutés en postopératoire est le *dumping syndrome*. Il s'agit de malaises avec sueurs profuses, nausées, diarrhées pouvant aboutir à une syncope avec chute brutale (donc dangerosité selon l'endroit où l'on tombe). Ce malaise est lié à l'irruption brutale et rapide d'aliments trop gras ou trop sucrés dans l'intestin qui n'est pas habilité à recevoir de tels aliments. Le patient doit être informé du risque potentiel d'avoir de semblables désagréments selon son mode alimentaire. Il doit donc apprendre à corriger ses écarts alimentaires.

- Les diversions bilio-pancréatiques sont le *switch* duodénal et l'opération de Scopinaro, soit des interventions malabsorptives. Les aliments provenant de l'estomac rencontrent habituellement les sécrétions digestives provenant du foie et du pancréas dans l'intestin grêle qui est coupé de manière à ne plus mesurer que 75 à 100 centimètres. De ce fait, une partie significative des aliments n'est plus réabsorbée et passe directement dans le colon, éliminée par des selles abondantes et souvent malodorantes car riches en graisses non réabsorbées. Le Scopinaro est plus lourd que le *switch* duodénal dans le sens où la résection gastrique, associée dans les deux cas, est plus importante dans le Scopinaro.

On ne propose ce type d'intervention qu'en cas d'échec des thérapeutiques médicales bien conduites sur le long terme (au moins un an de suivi préalable), à un patient parfaitement conscient de la situation. Il doit avoir un IMC supérieur à 40 ou 35 en cas de comorbidités associées comme le diabète, l'hypertension, le syndrome d'apnées du sommeil, l'arthrose de la hanche ou du genou, etc.

Les décisions sont prises collégialement et pas un médecin ne passe outre une décision. On peut émettre des réserves comme le font beaucoup de psychiatres, mais un médecin qui contre-indique formellement l'intervention pour une raison clairement mise en avant doit être écouté.

Une seule étude suédoise, la *Swedish Obesity Study* (SOS), de suivi de la gastroplastie sert de référence aux médecins. Les résultats définitifs sont spectaculaires la première année, mais la perte de poids diminue au fil du temps de 32 % pour le court-circuit gastrique (*by-pass*), de 25 % pour la gastroplastie verticale calibrée et de 20 % pour l'anneau gastrique ajustable. Après dix ans, la perte obtenue par rapport à la date de l'intervention se stabilise respectivement à 25 %, 16 % et 14 %. Dans l'étude SOS, 129 décès ont eu lieu dans le groupe contrôle (non opéré) et 101 décès dans le groupe opéré, sur un total de 1 628 patients. La cause de mortalité la plus fréquente, notamment dans le groupe contrôle, était l'infarctus, suivi par les cancers[1].

Les bénéfices santé sont nets pour le diabète. On sait depuis longtemps que la perte pondérale, en diminuant la résistance à l'insuline, améliore le diabète de type 2 dans 80 % des cas. On a observé, dans les jours suivants la mise en place d'un *by-pass* ou d'une dérivation bilio-pancréatique, une amélioration spectaculaire des glycémies en l'absence même de perte de poids. Cela n'est pas constaté avec l'anneau gastrique. L'une des explications possibles est l'arrivée plus rapide du bol alimentaire due à la mise en place d'un court-circuit intestinal qui augmente le taux de deux substances essentielles sécrétées dans l'intestin : le glucose dependent insulinotropic polypeptide (GIP) et le glucagon like peptide 1 (GLP1). Ces deux substances améliorent la sensibilité à l'insuline et vont donc contribuer à faire baisser le taux

1. *New England Journal of Medicine*, vol. 357, 8, Aug. 23, 2007.

de sucre dans l'organisme[1]. Les bénéfices santé sont également nets au niveau de la diminution de l'épaisseur intima-média (qui se mesure au niveau des carotides par échographie et est un marqueur avéré de risque cardio-vasculaire majoré), de l'apnée du sommeil, des douleurs articulaires, de la qualité de vie et de la mortalité totale. L'amélioration des chiffres sur la pression artérielle n'est en revanche que transitoire. On observe après cela une réascension progressive qui nécessite la reprise d'un traitement anti-hypertenseur.

Enfin, selon une étude américaine[2], un suivi d'un an portant sur 105 patients opérés par un *by-pass* montre que ceux qui consultaient régulièrement perdaient 76 % de leur excès pondéral, tandis que ceux qui devaient être sollicités pour reprendre un rendez-vous ne perdaient que 65 % de l'excès pondéral. Il est donc vraiment indispensable, avant toute chirurgie, de s'assurer de la compliance future du patient. Un patient qui disparaît régulièrement de la consultation est un mauvais candidat à ce type d'intervention.

Une autre étude parue en 2007 montre que 29 % des opérés montraient des troubles graves de la personnalité[3]. *A priori*, il ne fallait donc pas les opérer car ces troubles représentent une contre-indication à ce type de chirurgie qui peut être vécue comme dépersonnalisante, avec des risques élevés de suicide ou d'envies suicidaires.

---

1. *89 th Annual Meeting of The Endocrine Society*, Toronto, 2-5 juin 2007.
2. J. Harper, 2007, « Chemical biology : a degrading solution to pollution », *Nature*, vol. 446, p. 499-500.
3. M.A. Kalarchian, « Psychiatric disorders associated with smaller weight loss after bariatric surgery », *Medical News, Medscape*, 18 June, 2007.

Quatrième partie
La prévention

La prévention est un mot qui retrouve ses lettres de noblesse depuis peu. On intègre davantage cette notion primordiale, mais elle est l'affaire de chacun, individuellement et au sein de sa propre famille.

La prise en charge commence par soi-même. Nous devons apprendre à gérer notre capital santé et à ne pas nous soustraire à nos obligations à l'égard d'un corps qui va nous accompagner presque un siècle dans le meilleur des cas.

Prévenir, c'est éviter de tomber dans le système des régimes restrictifs dont le bénéfice est presque immédiat mais jamais à long terme. Prévenir, c'est se permettre de rester en lien avec la société. Le régime coupe de la société en isolant l'individu, en le culpabilisant parce qu'il ne peut pas faire comme les autres. Prévenir, c'est aider la collectivité, on pourrait aller jusqu'à dire que c'est une attitude citoyenne. Prévenir la prise de poids, c'est réconcilier les gens avec la nourriture en ne la diabolisant pas. Prévenir, c'est refuser le culte de la minceur, c'est véhiculer des messages positifs, ce n'est pas culpabiliser. Prévenir permet de retarder, voire d'empêcher, un certain nombre de maladies. Prévenir en s'alimentant mieux permet de faire de substantielles économies de santé.

Ce discours étant étayé par de nombreuses études d'observation, il est désormais acquis que l'alimentation joue un rôle essentiel dans la prévention des maladies cardio-vasculaires et influe fortement sur le pronostic vital des patients dits « en prévention secondaire » (c'est-à-dire qui ont déjà connu un problème cardio-vasculaire). Prévenir permet d'éviter d'entrer dans une phase curative forcément plus lourde au niveau des effets secondaires et sur le plan économique.

Il paraît évident que la prévention coûte moins cher que les soins, mais notre système de sécurité sociale est uniquement basé sur le curatif et non sur le préventif. Il faudrait faire évoluer les idées sur cet état de fait. L'avenir paraît bien sombre si l'on ne corrige pas dès à présent un modèle de santé qui semble désormais dépassé[1].

Il faut rappeler qu'il sera toujours plus facile de ne pas prendre de poids que d'en perdre. Il ne faut pas faire de la prévention tous azimuts sous peine de perdre de l'argent et de gâcher les énergies. Il faut cibler les populations à risque et en particulier les personnes en situation de précarité socio-économique. Il faut que la médecine scolaire soit renforcée, il faut donner toute sa place à une médecine moins segmentaire qui prenne en compte la globalité de l'individu. Mais la prévention peut avoir

---

1. Ce concept est développé sous tous les angles par le Pr Émile Papiernik dans *Votre capital vie*, Marabout, 2007.

l'effet inverse de celui recherché, en mettant à l'index la personne qui échappe aux mailles de la prévention et en accentuant le diktat de la minceur. À force de vouloir prévenir, on en viendrait à renforcer l'obésité.

Bouger, bouger, bouger

Une obligation

Ce n'est pas un conseil en l'air, cela vaut ordonnance. Les études prospectives sur l'intérêt d'une activité physique journalière apportent des conclusions positives édifiantes. Mais, répétons-le, on ne doit pas confondre activité physique et exercice physique. Nous ne demanderons jamais à une personne de 160 kilos de s'inscrire dans un club de gymnastique, elle ne fera que le bonheur du service comptabilité de ce club et ne rentabilisera jamais son investissement. Le discours doit s'adapter à l'individu. Remettre systématiquement au patient une feuille de conseils toujours identiques conduit forcément à une impasse et, pis, à un échec.

Dans tous les cas, l'implication visée est minimale, il s'agit de faire plus que ce que vous faites actuellement. Des études ont montré que des obèses en mouvement, ce que les Anglais appellent le *fidgeting*, dépensaient davantage de calories qu'un obèse assis sur son canapé. Ainsi, le simple fait de secouer les jambes, d'avoir un tabouret spécial à ressort où l'équilibre doit être en permanence corrigé permet d'accentuer sa dépense énergétique.

En bougeant plus, vous adhérez davantage à votre programme global de modification de mode de vie. C'est là-dessus que doit porter notre discours. On n'incite pas les patients à faire du sport, on les incite à bouger, à intégrer qu'ils doivent acquérir un nouveau comportement de vie, qu'ils doivent être acteurs de leur santé. Il ne s'agit pas de tout faire reposer sur la question alimentaire, ce qui éluderait d'autres problématiques comme la nécessité de changer des éléments de sa vie quotidienne ou de mieux gérer son temps et son stress. Le fait de bouger plus aide à reconquérir son corps, à mieux l'intégrer et à mieux en dessiner les limites.

L'effet principal attendu en faisant de l'activité physique porte non pas sur la perte de poids mais sur le maintien du poids. L'effet sur la perte de poids, nous l'avons vu, est des plus modestes. En bougeant plus, on n'influence que très peu la dépense énergétique totale. Si l'on cherche à perdre du poids par le sport, il faut y passer des heures et des heures. Quand on perd du poids, on perd du gras, mais également de la masse musculaire. La perte de masse maigre estimée quand on fait seulement un régime est de l'ordre de 25 %, mais avec la pratique d'un sport d'endurance elle se limite à 12 % seulement. Plus on est musclé, plus on brûle de calories au repos et plus on élève la dépense énergétique de repos. Un obèse qui perd du poids sans augmenter son activité physique s'expose ainsi à diminuer nettement sa masse maigre et donc sa dépense énergétique de repos, ce qui l'expose à une remontée de son poids. Il ne pourra pas le stabiliser.

Le sport, s'il ne fait pas maigrir, permet une meilleure utilisation des acides gras libres et la diminution du facteur de risque cardio-vasculaire essentiel qu'est le tour de taille. Il vaut donc mieux être corpulent avec un ventre quasi plat qu'apparemment mince avec du ventre.

Certaines études ont ainsi montré des coupes abdominales obtenues par scanner chez différents individus. L'une comparait notamment deux femmes âgées d'une quarantaine d'années. La première, plus ronde, n'avait que du tissu adipeux sous-cutané mais très peu de tissu graisseux viscéral, contrairement à la seconde, plus mince. La différence de répartition tenait à une plus grande activité physique régulière chez la première femme. Paradoxalement, la femme mince était plus en danger en raison d'une répartition des graisses plus néfaste à son état de santé. Il était impératif qu'elle bouge plus, sans parler de sport ni de régime.

En bougeant davantage, vous acquérez une meilleure estime de vous-même, vous favorisez l'émergence d'un sentiment général de bien-être. C'est ce que nous appellons le *You can do it* : « Tu peux le faire et toi pas plus mal qu'un autre ! »

En bougeant plus, outre la fierté du geste accompli, vous améliorez votre humeur, diminuez l'anxiété et combattez la dépression.

L'intérêt de marcher et l'utilité du podomètre

Montez les escaliers au lieu de prendre l'ascenseur ; si vous habitez le seizième étage, faites en onze en ascenseur et le reste à pied. Marchez autant que faire se peut, ne prenez plus systématiquement les trottoirs roulants ou les escalators, ce n'est pas grand-chose, mais votre cœur appréciera, et vos poumons aussi.

MARCHER, EN CHIFFRES

En marchant lentement, on effectue 100 pas par minute. Marcher à vitesse modérée permet d'atteindre 110 pas par minute. Les personnes capables de marcher rapidement effectueront une moyenne de 125 pas par minute. Marcher une heure par jour correspond à un équivalent moyen de 6 000 pas. Une heure de marche permet de brûler environ 113 à 226 calories. Le fait d'avoir fait 1 000 pas en une journée, ce qui est peu, revient à dépenser 2 000 à 3 500 calories supplémentaires par semaine.

L'énergie non dépensée sur un an pour avoir utilisé votre portable ou votre télécommande peut être chiffrée entre 2 800 à 6 000 calories, soit plus de 500 grammes de gras ! Les téléphones portables et les télécommandes des appareils audiovisuels sont l'ennemi du bien. En nous libérant de certaines astreintes, ils contribuent à amplifier l'obésité. Si, vingt fois par jour, vous utilisez ces instruments au lieu de vous lever, c'est environ vingt fois 20 mètres que vous n'effectuez plus, soit 400 mètres par jour, soit 146 kilomètres par an !

Pour vous renseigner et renseigner le corps soignant sur votre niveau quotidien d'activité physique, achetez un podomètre. Cet appareil peu onéreux se trouve dans les magasins de sport ou les grandes surfaces (faites-vous bien expliquer le mode d'emploi par les vendeurs, bon nombre de personnes de retour chez elles sont dans l'incapacité de le faire fonctionner et de l'étalonner correctement).

Pensez à ce proverbe chinois selon lequel le battement des ailes d'un papillon peut déclencher un tremblement de terre. Ou, pour reprendre une phrase qui nous est familière, les petites rivières font les grands fleuves.

DÉSTRESSER PAR UNE VOIE DIFFÉRENTE DE L'ALIMENTATION

Le stress fait grossir, c'est désormais une vérité établie. Mais, autre vérité, face à cette situation nous sommes inégaux et certaines personnes auront, dans des situations stressantes, plus de chance que d'autres de prendre du poids, notamment au niveau de la ceinture abdominale. Le stress semble effectivement avoir un effet direct sur le poids, sur le métabolisme et sur l'accumulation de graisses au niveau intra-abdominal. Cette surcharge adipeuse androïde majore considérablement le risque cardio-vasculaire et celui de voir apparaître un diabète [1].

Chez des animaux (en l'occurrence des souris) mis face à une alimentation riche, un stress chronique provoque la prise de poids au niveau du tissu adipeux viscéral situé dans la région intra-abdominale. Cela se produit du fait de l'augmentation des glucocorticoïdes qui vont activer l'expression adipeuse d'une substance anxiolytique baptisée « neuropeptide Y » (NPY). Cette substance produite dans le cerveau se révèle un puissant orexigène, donc un stimulant très efficace de la prise alimentaire plus spécifiquement orientée sur les glucides. Des études récentes soupçonnent que le NPY s'opposerait au déstockage des graisses présentes dans les adipocytes.

Les scientifiques imaginent sans peine que l'homme pourrait se comporter à la manière des souris et prendre

1. *Nature Medicine*, 1er juillet 2007.

du poids si le stress devient par trop envahissant. La gestion du stress s'avère dès lors impérative. Ne pas gérer son stress chronique peut engendrer une adipogenèse.

La gestion du poids, rappelons-le, ne relève pas de la seule gestion alimentaire mais également de la prise en compte des agents stressants de la vie qui font qu'on se laisse parfois déborder. Il peut s'agir de harcèlement au travail, de mésententes familiales, d'une pression devenue insupportable de l'entourage sur le poids, d'emplois du temps très chargés (nombreuses sont les femmes qui cumulent deux métiers en une journée : leur travail et la maison), d'horaires de transport très pénibles, etc. Autant de raisons d'être stressé et, au final, de ne pas parvenir à perdre de poids. Un moment de relaxation grâce au yoga, au gi gong, au taï-chi-chuan, aux massages peut être très bénéfique et faire partie intégrante de la reconquête du corps. Les coachs (préparateurs physiques) qui se miltiplient actuellement en France peuvent apporter une aide non négligeable. Les gens utilisent d'ailleurs facilement ce terme : « Docteur, j'ai besoin d'être coaché. »

Prendre du plaisir à manger...

Une affaire de sens

Lors de repas pris avec des patients, il est frappant de constater la rapidité avec laquelle ils finissent leurs plats. Bon nombre de personnes en surpoids semblent oublier les cinq sens du genre humain et cherchent plutôt à se remplir. Il faut se comporter avec le plat comme un œnologue face à un cru. Il faut toucher, sentir, humer, goûter, écouter. À la demande : « Pouvez-vous décrire le dernier morceau de chocolat que vous avez avalé ? », une patiente chocolatomaniaque fut dans l'impossibilité d'employer un langage élaboré pour décrire ce qu'elle pouvait éprouver. Le morceau était-il craquant, fondant, onctueux, amer, fruité, délicat, corsé, exaltant... ? La réponse fut édifiante de simplicité : « C'était bon ! »

Notre alimentation de plus en plus aseptisée nous coupe de nos émotions premières. Il est important que les enfants aillent dans les champs, dans les potagers. Il faut qu'ils comprennent comment poussent un melon, une fraise, un abricot, des brocolis, des haricots pour qu'ils intègrent le bien-manger. On doit pouvoir retrouver le plaisir d'avoir faim en sentant de bonnes odeurs, d'avoir de l'appétit en découvrant un plat mitonné avec amour, de connaître le rassasiement et la satisfaction d'avoir bien mangé. Il n'est pas honteux de dire que l'on aime manger. Or certaines personnes éprouvent presque de la honte à le proclamer.

Le succès récent des ateliers cuisine semble augurer d'un heureux retour vers ces bases alimentaires. Autour d'un chef, les participants, parfois néophytes en cuisine, apprennent de façon conviviale à redécouvrir des saveurs, des odeurs par l'entremise de plats traditionnels (quelquefois oubliés) ou novateurs. Assisté parfois d'un conseil nutritionnel, le chef propose de faire une cuisine simple, appétissante, conviviale et légère.

Les quatre sensations alimentaires

On décrit classiquement quatre sensations alimentaires : la faim, l'appétit, le rassasiement et la satiété.

• La faim correspond à un infléchissement de notre glycémie de l'ordre de 6 %. Cela provoque alors de l'irritabilité chez certains et un creux à l'estomac chez la plupart d'entre nous. Un apport énergétique immédiat est alors nécessaire, sans que soit précisée la nature exacte de l'aliment.

• L'appétit porte vers les aliments que l'on préfère et tient compte à la fois de notre apprentissage alimentaire et de la valeur symbolique attachée à l'aliment visé. Par exemple, la viande de bœuf permettrait de développer sa force.

• Le rassasiement est la sensation que l'on éprouve lors du processus d'établissement progressif et dynamique de la satiété. C'est un signal complexe faisant appel à deux systèmes régulateurs : la distension gastrique et le système sensoriel. La distension de l'estomac est un système rudimentaire qui instaure une sensation de plénitude, voire d'inconfort, au fur et à mesure du remplissage. Le système sensoriel est plus complexe. D'une part, le rassasiement sensoriel spécifique intervient au bout de deux minutes et enjoint au mangeur d'arrêter de consommer un aliment pour pouvoir se tourner vers d'autres aliments. D'autre part, le rassasiement conditionné nous permet de mémoriser l'effet métabolique attendu face à un aliment déjà rencontré dans le passé. Enfin, au bout de vingt minutes de repas se met en place l'alliesthésie alimentaire négative. Cela aboutit à la diminution du plaisir de manger. Les outremangeurs (pour reprendre le titre d'une bande dessinée scénarisée par Tonino Benacquista et mettant en scène un commissaire de police obèse, *L'Outremangeur*) n'ont pas le temps d'envoyer cette information et s'exposent à des fringales incongrues les obligeant à manger de nouveau.

• La satiété, qui est un état de non-faim, peut arriver si l'on prend le temps de développer les étapes préliminaires. La prise alimentaire permet de couvrir les besoins physiologiques jusqu'à la nouvelle diminution physiologique de la glycémie qui précédera un nouveau repas.

La guerre aux idées fausses

L'huile d'olive est la meilleure pour la santé : faux.

Ce qui est important en nutrition, c'est de diversifier. Les mélanges d'huile sont plus intéressants. Ne conservez pas l'huile d'olive plus de quatre mois et privilégiez l'huile d'olive première pression à froid.

L'huile de colza est cancérigène : faux.

Aucune étude ne le démontre.

Toutes les huiles n'ont pas la même valeur calorique : faux.

Toutes les huiles contiennent 100 % de graisses, que ce soit sous forme saturée (palme), mono-insaturée (colza, olive) ou poly-insaturée (oméga-6 type soja, tournesol, carthame, maïs ou oméga-3 type colza, noix, lin).

La margarine est moins grasse que le beurre : faux.

Il s'agit d'une matière grasse dérivée d'une huile végétale dont les acides gras ont été partiellement saturés par hydrogénation. Ce processus industriel conduit à la formation de faibles proportions d'acides gras insaturés « trans » dont la quantité doit être le plus limitée possible sous peine de boucher les artères.

Il faut éviter de manger des poissons gras : faux.

L'étude dite « de Lyon » (*Lyon Diet Heart Study*) coordonnée par les Drs Renaud et Lorgeril a eu un important retentissement auprès des praticiens. Elle a mis en avant l'influence positive d'une diète alimentaire enrichie en oméga-3 sur le risque de complication cardio-vasculaire chez des patients à haut risque cardiaque ayant déjà fait un premier infarctus du myocarde. Les poissons les plus riches en oméga-3 sont gras : le saumon, le maquereau, la sardine, le thon blanc, les anchois, le hareng. Si vous mangez du poisson en conserve (moins riche en oméga-3), accompagnez-le d'un assaisonnement d'huile de colza.

Il est recommandé aux patients sans antécédents de pathologie cardiaque de consommer du poisson deux à trois fois par semaine et chez les patients cardiaques (on parle de patients en prévention secondaire) de manger du poisson cinq fois par semaine. Pour ceux que le poisson rebute, on peut s'aider des oméga-3 végétaux type huile de colza ou margarine enrichie en oméga-3.

On peut manger gras s'il n'y a pas de sucre : en partie faux.

Un gramme de gras apporte 9 calories, contre 4 calories pour les glucides. L'organisme se débarrasse très mal des graisses ; contrairement aux protéines et aux glucides, il les brûle avec difficulté. Cependant c'est l'apport calorique journalier total qui prime : si vous mangez gras, apprenez à manger moins en mâchant et non en dévorant.

Il existe des aliments interdits : faux.

Plusieurs spécialistes référents s'accordent à dire qu'il est strictement interdit d'interdire sous peine de voir se développer des troubles du comportement alimentaire retors.

Les bonbons ou les chewing-gums sans sucre peuvent être consommés à volonté : faux.

L'agroalimentaire qualifie de « sans sucre » les bonbons sans saccharose. Les polyols utilisés en remplacement sont le mannitol, le xylitol, le maltitol et autres produits à base de maltitol comme les sirops de glucose hydrogéné, le sorbitol. Ces édulcorants nutritifs apportent des calories en quantité moindre que le saccharose, certes, mais dans la proportion toutefois de 2,4 calories/gramme contre 4 calories/gramme. Nous ne sommes pas dans le zéro calorie ! Notons enfin que leur consommation abusive peut entraîner des flatulences et des diarrhées.

Un diabétique ne peut pas consommer de fruits : faux.

Un diabétique peut manger des fruits mais plutôt à la fin d'un repas. Il n'y a pas de fruits interdits : ce qui prime, c'est la diversité.

Il vaut mieux manger les fruits en dehors des repas : faux.

Depuis un livre de régime à grand succès, 65 % des Français le croient. C'est une idée ne reposant sur aucune assise scientifique sérieuse. Aucun article médical publié n'argumente cette ineptie.

Le soir, il faut manger léger ; par exemple, juste une soupe : faux.

Il faut se méfier de cela, surtout chez les personnes âgées qui peuvent rapidement se dénutrir, ce qui les expose à des risques majorés de fracture (par exemple, du col du fémur).

Manger des pâtes et du riz fait grossir : faux.

Il ne faut pas confondre les féculents et les graisses : nous ne mangeons plus assez de féculents à cause de ces idées préconçues fortement ancrées dans l'inconscient collectif. Le fromage râpé, l'huile ou le beurre en quantité industrielle qui les accompagnent, voilà le vrai problème.

Les végétariens ont un déficit de protéines : faux.

Les protéines végétales sont une source suffisante d'acides aminés essentiels à condition de diversifier le plus possible les sources alimentaires en mélangeant les légumineuses (le soja en fait partie) aux céréales. Le problème se pose surtout chez les végétaliens qui doivent être surveillés attentivement et recevoir un enseignement diététique de qualité. Il n'y a aucun problème chez les lacto-végétariens (ils consomment lait et laitages) ou les ovo-lacto-végétariens (ils consomment lait et œufs). Les végétariens ont souvent une meilleure hygiène de vie globale que les non-végétariens.

Seuls les produits laitiers apportent du calcium : faux.

Les eaux minérales et l'eau du robinet en contiennent. On en trouve également dans les algues (les makis en sont très riches), les poissons gras, les fruits tels que les fraises, les légumes, des herbes comme le persil, les noisettes et les amandes.

Il faut obligatoirement manger des produits laitiers chaque jour : faux.

Cela rejoint le propos ci-dessus. Consommez tout de même quotidiennement des produits sources de calcium. Dans certaines populations (surtout les adolescentes), il faut encourager les apports calciques afin de constituer des stocks de minéralisation osseuse importants, ce qui permettra de partir de plus haut quand la perte osseuse débutera.

On doit absorber plus de protéines animales que de protéines végétales : faux.

Les végétariens en sont un exemple. Ils ne souffrent pas de carences en acides aminés à partir du moment où ils associent plusieurs végétaux. Ce qui prime, c'est la complémentarité.

Le sodium n'est pas indispensable au bon fonctionnement du corps : faux.

Le sodium permet le transfert d'influx dans les nerfs et les muscles. Il régule la répartition de l'eau dans le corps. Il permet de contrôler la pression artérielle. Il joue un rôle dans l'équilibre acido-base (le PH) de notre organisme. Une carence trop marquée de sodium dans le sang peut provoquer un coma, c'est une urgence vitale.

L'homme a tendance à conserver dans le corps le sodium qui était un élément rare dans son passé alimentaire avant l'industrialisation alimentaire. Les aliments naturels ne contiennent donc que peu de sel.

On doit se supplémenter obligatoirement en vitamines : faux.

Dans certaines études de supplémentation, le résultat constaté a été l'inverse du résultat escompté. Rien ne semble pouvoir remplacer la complexité alimentaire. Les cures de vitamines doivent être de courte durée, sous peine d'obtenir l'effet inverse (pro-oxydant) de celui recherché (effet antioxydant).

Les surgelés ne contiennent pas de vitamines : faux.

Des enquêtes, entre autres du mensuel *Que choisir*, ont démontré le contraire. Parfois même la teneur vitaminique est supérieure à celle observée sur les primeurs du marché car les vitamines s'oxydent avec la lumière et les cristaux de glace n'altèrent absolument pas la structure cellulaire des aliments.

Des colorants sont ajoutés aux surgelés pour que les légumes aient des couleurs vives : faux.

Les surgelés ne mettent en œuvre aucun autre procédé que celui de conservation par le froid. Il n'y a ni ajout ni retrait de matière.

1 cuillerée d'huile est moins calorique qu'une cuillerée de mayonnaise : faux.

Cela représente 900 calories pour l'huile contre 720 pour la mayonnaise, ce qui est déjà très calorique.

Nos apports en magnésium sont suffisants : faux.

L'utilisation des engrais phosphatés dans les cultures a contribué à diminuer la fixation du magnésium dans les végétaux. Une alimentation traditionnelle apporte plus de magnésium que l'alimentation rapide de type viennoiseries et autres systèmes de restauration rapide. 15 à 20 % de la population est déficitaire en magnésium. Le manque peut provoquer des signes d'hyperexcitabilité neuromusculaire (abusivement appelée « crise de tétanie ») et d'autres troubles de type nervosité ou insomnie, des atteintes cardiaques, des troubles digestifs, des crises d'épilepsie, des cas de migraine, etc. Il existe des eaux minérales riches en magnésium.

Boire de l'eau en mangeant fait grossir : faux.

C'est une billevesée de croire cela. L'eau n'apporte aucune calorie. Le problème actuel réside dans l'ajout de sucres rapides dans certaines eaux minérales.

Boire coupe les jambes : faux.

Ne pas boire peut être à l'origine d'un coup de pompe. Il n'y a pas d'heure pour boire.

L'alcool réchauffe : faux.

On voit malheureusement chaque hiver des SDF qui meurent de froid après avoir absorbé de l'alcool, ce dernier provocant une vasoconstriction périphérique (les vaisseaux se rétrécissent). Les organes sont alors moins bien oxygénés.

L'eau du robinet est moins saine que les eaux minérales : faux.

L'eau du robinet est parfaitement saine, malgré ce que tentait de faire croire une campagne d'affichage d'une eau de source. Dans notre pays, des contrôles très rigoureux sont effectués régulièrement et permettent d'optimiser la sécurité de consommation. On peut consommer l'eau du robinet tous les jours sans aucune restriction ; elle peut être chargée en calcium, ce qui peut être bénéfique chez les enfants en bas âge, les adolescentes et les femmes enceintes. En buvant de l'eau du robinet, vous faites en plus un geste écologique en diminuant vos achats de bouteilles en plastique.

Les sandwichs sont à bannir : faux.

Ils peuvent être parfaitement équilibrés dès lors qu'ils ne sont pas achetés tout faits. Dans ce dernier cas, ils sont souvent trop riches en matières grasses en raison d'une quantité trop importante de mayonnaise, de fromage, de charcuterie ou de beurre. Il ne faut pas hésiter à les faire faire au comptoir d'un café, ce qui permet d'en contrôler la fabrication.

... ET BIEN VIEILLIR !

« Vieillir, la belle affaire, mais mourir », chantait Jacques Brel auquel répondait le général de Gaulle en parlant du « naufrage qu'est la vieillesse ». En 2008, nous avons acquis la preuve que notre mode alimentaire, s'il est optimisé, nous permettra de conduire au mieux notre avancée en âge, nous évitant ainsi ce naufrage. Plus largement, d'après certaines communications récentes [1], les sujets appelés à vivre plus longtemps se trouveraient parmi les hypothyroïdiens, les sujets ayant les glycémies les plus basses ainsi qu'un taux d'insuline basale bas, les sujets mangeant frugalement, les sujets les moins stressés. L'espérance de vie maximale a été calculée chez les mouches drosophiles (dont nous partageons plus de 90 % des gènes) aux alentours de 130 ans. Le problème n'est pas de vieillir mais de vieillir en bonne santé.

LE PROCESSUS DU VIEILLISSEMENT

Le monde médical fourmille d'articles évoquant le stress oxydant, c'est-à-dire la situation où la cellule ne contrôle plus la présence de radicaux oxygénés qui, en trop grande quantité, s'avèrent toxiques pour l'espèce humaine. Il est normal d'avoir des radicaux libres en petite quantité, mais, en trop grand nombre, ils peuvent finir par nous agresser,

---

1. *89th Annual Meeting of the Endocrine Society*, Toronto, 2007.

déclenchant alors des maladies. La rupture de cet équilibre peut provenir de carences nutritionnelles ou de défaillances nutritionnelles répétées.

L'alimentation, en raison de sa complexité, apporte des stratégies antioxydantes *via* la vitamine E, le coenzyme Q10, la vitamine C, les caroténoïdes, les polyphénols... que ne peut remplacer une prise unique sous forme de comprimé. Les antioxydants sont des piégeurs, on parle d'eux comme des « éboueurs ».

La production d'espèces réactives de l'oxygène (*reactive oxygen species*, ROS) comprend les fameux radicaux libres de l'oxygène et certains dérivés oxygénés réactifs. Toutes les molécules de notre organisme peuvent être endommagées par les ROS, et ce d'autant plus que l'on avance en âge. Par ailleurs, les êtres vivants trouvent leur énergie dans ce que l'on appelle la respiration mitochondriale. Or, les mitochondries sont la source majeure de production des ROS impliqués dans le processus de vieillissement. La première victime des ROS est donc la mitochondrie elle-même.

L'un des paradoxes de la vie est donc là : on produit des radicaux libres indispensables à la vie, mais qui, en trop grand nombre, deviennent des espèces incontrôlables et dangereuses pour l'homme par leur capacité de générer un nombre considérable de maladies[1]. Avec le temps, l'épuisement des processus de réparation peut conduire à des mutations de l'ADN mitochondrial. Il s'ensuit des phénomènes de mort cellulaire programmée.

Le vieillissement touche d'abord les tissus post-mitotiques comme le cerveau, zone où les dommages sont irréversibles. Au fil du temps, la production excessive

1. A. Favier, *L'Actualité chimique*, novembre-décembre 2003.

de radicaux libres risque d'exposer à des affections comme les cancers, la cataracte, la sclérose latérale amyotrophique, les démences séniles dont l'Alzheimer. Ces radicaux libres peuvent amplifier l'apparition du diabète, de maladies rhumatismales, de maladies cardiovasculaires.

Enfin, le vieillissement s'accompagne d'une augmentation du stockage des triglycérides à l'intérieur des muscles avec, en parallèle, une diminution de la faculté de brûler les corps gras, notamment pendant l'effort physique. Avec l'âge, la force musculaire diminue, ainsi que la capacité respiratoire maximale.

Les solutions pour ralentir le viellissement

Pour ralentir ce processus de vieillissement mitochondrial et donc freiner le vieillissement tout court, plusieurs solutions ont été envisagées.

On a pensé à la restriction calorique telle que la pratiquent les centenaires japonais d'Okinawa qui mangent frugalement, mais rendre tout le monde frugal relève de l'illusion. Les expériences de restriction calorique pratiquées chez l'animal, en particulier chez les primates, ne livreront pas leurs premières conclusions avant 2030.

La supplémentation en antioxydants a été une autre piste mais, s'il s'avère judicieux de corriger un déficit avéré, l'ajout systématique d'antioxydants peut se révéler dangereux, comme l'a encore souligné une méta-analyse danoise récente. Prendre quotidiennement des doses importantes de vitamine C antioxydante peut amener un effet inverse pro-oxydant et donc abîmer la paroi des vaisseaux. Il est donc nécessaire, comme toujours, d'être pondéré dans ses démarches. Il faut se méfier des personnes qui ne jurent que par la prise d'antioxydants à long terme et chez qui les pensées mercantiles prennent le dessus. On utilisera un antioxydant seulement en cas de déficit avéré (telles les malabsorptions rencontrées dans les chirurgies de réduction gastrique comme la *sleeve* gastrectomie et le *by-pass*) et en cas de pathologies pour lesquelles l'antioxydant ou le mélange a fait la preuve de son efficacité.

Ce qui est certain, c'est que l'espérance de vie peut être optimisée par la qualité du mode alimentaire. Dans son rapport sur la santé dans le monde en 2002, l'Organisation mondiale de la santé (OMS) note que l'espérance de vie en bonne santé (seul critère qui importe) pourrait être augmentée de cinq à dix ans en améliorant dix facteurs de risque mondiaux (responsables à eux seuls de 40 % des 56 millions de décès dans le monde et de la perte du tiers des années de vie en bonne santé).

Les facteurs de risque liés à l'alimentation identifiés sont les suivants : l'insuffisance pondérale de la mère et de l'enfant, l'hypertension, et évidemment le tabagisme (qui va de pair avec des pratiques alimentaires néfastes comme la moindre consommation de primeurs), l'alcoolisme, l'eau non potable et le manque d'hygiène (comme ne pas se laver systématiquement les mains avant de passer à table) la carence en fer (problématique chez la femme enceinte et chez les consommateurs importants de thé qui est un chélateur du fer, c'est-à-dire qu'il ne permet pas de le fixer), l'hypercholestérolémie (il faudrait baisser la teneur en acides gras saturés) et enfin l'obésité et la surcharge pondérale.

L'alimentation trop riche en sucres, en graisses et en sel des pays riches et émergents et, parallèlement, la sous-alimentation sont responsables du décès d'une personne sur quatorze dans le monde.

Le mode alimentaire de l'île d'Okinawa

L'île d'Okinawa est la plus importante de l'archipel des Ryükyü au Japon. Elle a acquis sa réputation grâce au nombre élevé de centenaires qui y vivent : 427, dont 85 % de femmes, pour 100 000 habitants. Dans cette île comme en Crète, la qualité du mode alimentaire a été découverte lorsque les autorités de tutelle ont mandaté une mission médicale afin d'améliorer la vie des autochtones. Dans un cas comme dans l'autre, le nombre élevé de personnes âgées en pleine forme est apparu frappant d'emblée.

C'est à Okinawa que l'espérance de vie est la plus élevée au monde, atteignant 86 ans en moyenne pour les femmes et 78 ans chez les hommes (en France, elle est de 82 ans pour les femmes et de 76 ans pour les hommes). Pendant 97 % de leur vie, les Okinawaïens restent en bonne santé, ne développant des maladies que très tardivement.

L'un des éléments essentiels du modèle alimentaire japonais repose sur le *hara hachi bu* qui consiste à manger à 80 % de sa faim (c'est un ordre d'idée car c'est difficilement appréciable). Cela correspond au principe de la frugalité que l'on retrouve chez les Crétois. Être frugal ne signifie pas manger peu et donc se restreindre. On peut manger peu en termes de calories mais beaucoup en volume. La plupart des centenaires interrogés dans le monde évoquent ce trait de comportement alimentaire. La majorité des centenaires français ont un indice de masse corporelle situé dans la normale et disent manger en deçà de leurs possibilités.

Les habitants d'Okinawa ingèrent en moyenne 1 800 / kilocalories par jour, quand les Américains en absorbent 2 500. Pour réduire ses apports caloriques, il convient de manger lentement en mâchant correctement ses aliments et dans une ambiance calme. Toujours dans la même pensée, les Okinawaïens ne mangent que de petites portions mais de plats différents, ce qui permet de varier au mieux les apports (c'est le principe du *kuten gwa*). La diversité alimentaire est une règle essentielle de l'alimentation du bien portant. Les insulaires d'Okinawa considèrent que les aliments sont bons pour leur santé et qu'ils peuvent aider à guérir un grand nombre de maladies (c'est le principe du *nuchi gusui*).

La consommation quotidienne des Okinawaïens est constituée de :

– 7 à 13 portions de légumes ;

– 7 à 13 portions de céréales complètes ou de légumineuses ;

– 2 à 4 fruits ;

– 2 à 4 portions de soja ou de chou ;

– 2 à 4 portions d'aliments riches en calcium comme les poissons, les fromages et les yaourts, les brocolis, les algues, le soja ;

– 1 à 3 portions d'aliments riches en oméga-3 comme les poissons, les noix, les graines ;

– 1 à 2 cuillerées à soupe au maximum d'huiles végétales ;

– des condiments telles les herbes aromatiques et les épices ;

– très peu d'alcool ;

– du thé vert en abondance ;

– 8 verres d'eau.

À cela s'ajoute une consommation optionnelle hebdomadaire de 0 à 7 portions de viande, volaille ou œufs et de 0 à 3 portions d'aliments avec des sucres ajoutés.

En outre, les Okinawaïens se servent d'un wok pour saisir les aliments (et non pour les faire frire). Grâce à la forme de saladier du wok, les aliments sont soumis à une température vive mais non soutenue, ce qui permet de préserver leur capital vitaminique et leur richesse en oligo-éléments. De plus, les Okinawaëns (comme tous les Japonais) utilisent très peu d'huile. C'est une fausse idée de penser que notre capital santé passe par l'adjonction systématique d'huile (en particulier l'huile d'olive). Il en est de même en ce qui concerne la consommation de viande, qui donnerait de la force. La faiblesse des apports en viande est un trait commun du régime okinawaïen et du régime crétois. La consommation de poissons ou de fruits de mer est en revanche privilégiée.

Enfin, l'un des traits essentiels de l'alimentation japonaise, et donc à Okinawa, tient à l'utilisation importante des algues qui peuvent accompagner les poissons, entourer les makis, être employées dans les pâtisseries, dans les soupes et les salades. Les algues sont très peu caloriques, apportent une quantité non négligeable de protéines végétales et sont très riches en fer, en iode, en potassium, en magnésium et en calcium (largement plus que nos produits laitiers). Sans parler de leur richesse en vitamines.

Ainsi, sur l'île d'Okinawa, il y a 80 % de maladies cardio-vasculaires de moins qu'aux États-Unis ; le taux de cholestérol total est classiquement en dessous de

1,80 g/l ; la pression artérielle est bien équilibrée ; les fractures du fémur touchent 20 % de personnes en moins que dans le reste du Japon, et 40 % de moins qu'aux États-Unis grâce à la richesse en calcium du soja ; les taux de cancer, en particulier du sein, des ovaires, de la prostate et du côlon (c'est-à-dire les cancers les plus fréquents en France) sont 50 à 80 % moins nombreux que chez nous.

Quand on dit depuis Hippocrate que l'alimentation doit être notre première médecine, il faut le croire définitivement ! Aucun traitement moderne ne peut prétendre à un tel succès. Une étude effectuée sur 100 000 Okinawaïens émigrés au Brésil et ayant adopté de nouvelles mœurs alimentaires montre que leur espérance de vie est raccourcie de dix-sept ans par rapport à leurs ancêtres de l'île d'Okinawa.

Le régime crétois

En 1952, Ancel Keys et sa femme ont coordonné une étude dont l'idée novatrice était de mettre en relation l'alimentation de sept pays très différents avec le taux de maladies cardio-vasculaires. Ces sept pays étaient la Finlande, les Pays-Bas, l'Italie, la Yougoslavie, la Grèce, le Japon et les États-Unis. La Finlande était le pays où le taux de mortalité était le plus élevé, toutes causes confondues (1 390 morts pour 100 000 habitants), tandis que la Crète pulvérisait les chiffres de bonne santé avec seulement 627 morts par an dont 9 par maladie cardio-vasculaire pour 100 000 habitants. L'explication résidait-elle dans l'utilisation de l'huile d'olive ? Alors, à consommation égale, pourquoi y avait-il des disparités selon les pays méditerranéens ?

Le régime crétois était une pratique alimentaire associant diverses particularités :

– l'apport calorique est relativement faible par rapport à la dépense physique ;

– les légumes et les fruits, y compris les fruits secs, sont consommés en abondance ;

– le pain fait partie de l'alimentation de base, comme les céréales non raffinées ;

– la viande rouge est peu consommée, on lui préfère le poisson (riche en oméga-3) ainsi que le pourpier, plante également riche en oméga-3 ;

– les graisses ajoutées le sont sous forme d'huile d'olive (oméga-9) ;

– le lait et le beurre (qui apportent des graisses saturées) sont peu utilisés, mais les laitages sont présents sous forme de fromages et de yaourts ;

– le vin rouge est consommé en petite quantité[1].

En 2008, la Crète est la région européenne la plus touchée par l'obésité. Le régime crétois n'existe plus réellement. Il survit dans la littérature.

---

1. T. Psaltopoulou, « Epic Study », *AM J Clin Nutr 2004*, vol. 80, p. 1012-1018.

Conclusion

Notre vision nutritionnelle pourrait être perçue comme une variante du shintoïsme, dans le sens où nous ne proscrivons aucun aliment mais raisonnons en recommandations positives. Il n'existe aucun interdit alimentaire dans nos prescriptions mais nous encourageons à consommer des aliments sources de vie, des aliments qui font du bien.

Les études actuelles montrent qu'il est justifié de manger des fruits et des légumes car cela diminue l'incidence de certains cancers. Il est justifié de privilégier les féculents au détriment des sucres rapides, ce qui permet d'éviter les fluctuations du taux de sucre dans le sang. Il faut consommer des aliments colorés à forte teneur vitaminique et antioxydante, ce qui permet de lutter contre les maladies cardio-vasculaires et dégénératives. L'agroalimentaire est à l'affût de ces études et en tire de nouvelles pistes destinées à attirer un nombre croissant de consommateurs (c'est de bonne guerre). Les fameux alicaments ne sont qu'un moyen marketing de mettre en avant les propriétés favorables à la santé et de masquer les mauvais côtés (ajout de graisses saturées, utilisation de colorants, ajout de sel etc.). Face à cette force de frappe, il est temps que le consommateur devienne un « consommacteur ».

On devrait privilégier logiquement les mets sauvages et non d'élevage en raison des multiples sources de contamination potentielle. Mais de nos jours il devient de plus en plus compliqué de manger « sauvage ». L'une des conséquences de la mondialisation est en effet de favoriser l'élevage. C'est un sujet de préoccupation majeure pour les générations qui arrivent. Comment sont et seront nourris les animaux en captivité ?

Certains films documentaires récents sont à ce propos très instructifs et très inquiétants : citons pour ceux que cela intéresse les documentaires allemand et autrichien *We feed the world* (« Nous nourrissons la planète », allusion au slogan d'une société leader de la production de semences) et *Notre pain quotidien*, tous deux sortis en 2007 sur les écrans de cinéma. On pourrait évoquer également l'adaptation au cinéma du best-seller d'Eric Schlosser *Fast Food Nation*, sorti en 2006 et sélectionné au festival de Cannes. L'un des propos du film est édifiant puisqu'il stipule qu'« il y a de la merde dans votre hamburger ». Cette phrase choc est malheureusement crédible quand on sait que la viande d'un hamburger est reconstituée à partir de centaines de bêtes différentes (allez chercher la traçabilité !) et cela dans des conditions sanitaires souvent défectueuses. Le personnel employé dans les abattoirs américains est souvent d'origine mexicaine, arrivé clandestinement, sans couverture sociale et ne parlant pas anglais, donc incapable de lire les consignes de sécurité sanitaire et encore moins de les appliquer.

Saluons le cinéma qui s'empare de ces questions afin de faire évoluer nos états d'esprit et nous obliger à changer nos pratiques.

L'abondance de l'offre alimentaire nous plonge dans la confusion. Il faut juste savoir raison garder et se rappeler que tous les aliments, même les derniers arrivés sur le marché, appartiennent à l'une des cinq familles de base selon leurs caractéristiques nutritionnelles : les protéines (poissons, œufs, viandes, volailles), les féculents-céréales-pain, les matières grasses, les produits laitiers, les fruits et légumes. Aucune de ces classes ne doit être négligée si l'on ne veut pas développer de carences. Que les aliments soient consommés frais, en conserve ou surgelés, qu'ils soient achetés en hard discount ou en grande surface, que leur emballage soit plus ou moins beau, tout cela n'altère pas leur intérêt nutritionnel. L'important est d'éviter la transformation des aliments et donc surtout le mode manufacturé. Il faut s'en tenir aux produits originaux et fuir toutes les préparations censées nous simplifier l'existence, mais qui sont bourrées d'acides gras trans, d'édulcorants, de sucres ajoutés, etc.

Maintenant qu'est mieux comprise cette maladie chronique qu'est l'obésité, on se doit d'être crédible. Répétons-le encore une fois, il n'y a et il n'y aura aucun régime miracle. La formidable complexité de la machine humaine s'y oppose. On doit procéder à des recadrages nutritionnels et donner toute sa place à un individu, ce qui demande de l'écoute et du temps.

Une nouvelle tarification de la Sécurité sociale dans le domaine des actes de prévention est indispensable pour crédibiliser la « vraie médecine » et la distinguer du charlatanisme. Or, en 2008, notre système social se limite au curatif, délaissant le préventif. Ce dont ne se cachent d'ailleurs pas les médecins contrôleurs de la Sécurité sociale. Certains ont encore des œillères, persuadés aujourd'hui encore que l'obèse est quelqu'un qui a un manque patent de volonté et que la collectivité n'a pas à payer pour ses évidentes carences. Il est normal d'exercer des contrôles, cela va de soi, mais nous ne devons pas évoluer vers le système américain dénoncé encore récemment dans le film documentaire de Michael Moore, *Sicko*. 40 millions d'Américains n'ont pas de couverture sociale, on atteint plus de 40 millions d'obèses aux États-Unis. Et il est fort à parier que la majorité d'entre eux se trouvent dans les recalés du système social. Sans tomber dans l'assistanat, nous devons aider nos prochains. Nous devons être solidaires, car qui peut dire qu'il ne prendra jamais de poids si un jour on lui prescrit de la cortisone ou des antidépresseurs, ou s'il arrête le tabac ou si elle aborde la ménopause ?

Il faut que la collectivité accepte de prendre en charge et de valoriser la prévention qui rapportera à moyen et à long terme. Les charlatans auront moins voix au chapitre lorsque les médecins se sentiront valorisés dans leur prise en charge d'un patient hors norme qui demande du temps, de l'empathie et un certain renoncement à un succès immédiat.

On ne réduit pas une fracture, on ne prescrit pas un antibiotique pour une angine compliquée, on ne vaccine pas en trente secondes car on est alors dans le champ d'une pathologie complexe où il faut « peser » les choses et les poser.

Les médecins doivent arrêter de tout expliquer par le manque de volonté ; c'est une véritable machine à perdre du patient obèse. Les résistances de l'individu ne sont pas seulement psychiques, elles peuvent être biochimiques, hormonales. Des patients en stagnation pondérale mangent parfois mieux que leurs soignants ! Nous allons reconquérir nos patients si nous les prenons au sérieux. Sinon, ce sont des patients qui vont se tourner vers les amaigrisseurs « frico-thérapeutes ». La plupart des personnes obèses n'osent pas consulter car elles ont peur de se faire gronder. Il est temps de dire stop et de reconsidérer ces personnes qui font de réels efforts.

En considérant l'obésité, ou plutôt les obésités, comme une maladie chronique évolutive, on porte un autre regard sur cette affection. On dépasse le champ des apparences pour s'intéresser vraiment à l'individu. Un problème de poids n'est souvent que la face émergée de l'iceberg. Notre rôle est de découvrir la face immergée et de faire en sorte que le patient change sa manière de voir et arrête de raisonner en sempiternels termes de régime. L'aide médicamenteuse ou chirurgicale peut être la bienvenue, mais il faut sérier les patients. Tout le monde ne peut prétendre avoir recours aux médicaments ou être opéré afin de pouvoir maigrir.

Pour perdre du poids, il faut accepter l'idée de changer quelque chose à sa façon de vivre. C'est une remise en question qui peut être fondamentale. Y sommes-nous prêts ? Êtes-vous disposé à changer quelque chose dans votre vie ? Êtes-vous d'accord pour vous accorder du temps, pour donner du temps au temps ?

Photocomposition Nord Compo
Imprimé en Espagne par Rodesa
pour le compte des
Nouvelles Éditions Marabout
D.L. Mars 2008
ISBN : 978-2-501-05742-4
Édition 01